Bernhard Strauß

Bindung

Viele Begriffe, die wir aus der Psychoanalyse kennen, blicken auf eine lange Geschichte zurück und waren zum Teil schon vor Freuds Zeit ein Thema. Einige Begriffe haben längst den Weg aus der Fachwelt hinaus in die Umgangssprache gefunden. Alle diese Begriffe stellen heute nicht nur für die Psychoanalyse, sondern auch für andere Therapieschulen zentrale Bezugspunkte dar.

Die Reihe »Analyse der Psyche und Psychotherapie« greift grundlegende Konzepte und Begrifflichkeiten der Psychoanalyse auf und thematisiert deren jeweilige Bedeutung für und ihre Verwendung in der Therapie. Jeder Band vermittelt in knapper und kompetenter Form das Basiswissen zu einem zentralen Gegenstand, indem seine historische Entwicklung nachgezeichnet und er auf dem neuesten Stand der wissenschaftlichen Diskussion erläutert wird.

Alle Autoren sind ausgewiesene Fachleute auf ihrem Gebiet und können aus ihren langjährigen Erfahrungen in Klinik, Forschung und Lehre schöpfen. Die Reihe richtet sich in erster Linie an Psychotherapeuten aller Schulen, aber auch an Studierende in Universität und Therapieausbildung.

Unter anderem sind folgende Themenschwerpunkte in Planung:
Selbstverletzung | Borderline-Störungen | Sucht | Hypochondrie | Depression
Triangulierung | Magersucht | Übertragung/Gegenübertragung | Adoleszenz
Mentalisierung

Bereits erschienen sind:
Band 1 Mathias Hirsch: Trauma. 2011.
Band 2 Günter Gödde, Michael B. Buchholz: Unbewusstes. 2011.
Band 3 Wolfgang Berner: Perversion. 2011.
Band 4 Hans Sohni: Geschwisterdynamik. 2011.
Band 5 Joachim Küchenhoff: Psychose. 2012.
Band 6 Benigna Gerisch: Suizidalität. 2012.
Band 7 Jens L. Tiedemann: Scham. 2013.
Band 8 Ilka Quindeau: Sexualität. 2014.
Band 9 Angelika Ebrecht-Laermann: Angst. 2014.
Band 10 Hans-Dieter König: Affekte. 2014.

Band 11 **Analyse der Psyche und Psychotherapie**

Bernhard Strauß

Bindung

Psychosozial-Verlag

Bibliografische Information der Deutschen Nationalbibliothek
Die Deutsche Nationalbibliothek verzeichnet diese Publikation
in der Deutschen Nationalbibliografie; detaillierte bibliografische Daten
sind im Internet über http://dnb.d-nb.de abrufbar.

Originalausgabe

Walltorstr. 10, D-35390 Gießen
Fon: 0641-969978-18; Fax: 0641-969978-19
E-Mail: info@psychosozial-verlag.de
www.psychosozial-verlag.de

Umschlaggestaltung & Satz: Hanspeter Ludwig, Wetzlar
www.imaginary-world.de
Druck: CPI books GmbH, Leck

FSC www.fsc.org MIX Papier aus verantwortungsvollen Quellen FSC® C083411

Printed in Germany
ISBN 978-3-8379-2277-6

Inhalt

Vorwort

»Zwei Dinge sollten Kinder von ihren Eltern bekommen: Wurzeln und Flügel.«

Johann Wolfgang von Goethe

Bindung ist ein primäres menschliches Bedürfnis, die frühen Bindungserfahrungen sind von einer großen Bedeutung für die sozial-emotionale Entwicklung. Dies ist heute allgemein akzeptiert, und nicht nur in der psychoanalytischen Entwicklungspsychologie hat die Bindungstheorie mittlerweile einen festen Platz. Das war keineswegs immer so.

Die Psychoanalyse hat sich anfangs mit der Bindungstheorie schwergetan. Es dauerte lange, bis die Grundkonzepte und die vielerlei Ergebnisse der empirischen Bindungsforschung im psychoanalytischen Kontext anerkannt und in diesen integriert wurden.

Heute sind bindungsrelevante Themen in der Psychotherapie und in der Psychotherapieforschung allerdings sehr präsent. Auch in anderen Bereichen der Psychologie, wie in der Entwicklungspsychologie, aber auch in der Persönlichkeits- und Sozialpsychologie, haben Bindungsthemen quasi Hochkonjunktur.

Dieser Band stellt die Grundannahmen der Bindungstheorie, die heutigen Ergebnisse der Bindungsforschung sowie ihre Bedeutung für die Psychotherapie dar.

Meine eigene Beschäftigung mit der Bindungstheorie begann vor etwa 25 Jahren. Ausgangspunkt waren die interpersonalen Konstrukte im Kontext von Psychotherapie sowie Untersuchungen zur therapeutischen Beziehung in der Einzeltherapie und zur Kohäsion in der Gruppenpsychotherapie.

Die Differenzierung von Beziehungsgeschehen im psychotherapeutischen Kontext unter Verwendung entsprechender Instrumente und Theoriekonzepte (die im Wesentlichen auf Theoretiker wie Sullivan, Kiesler oder Leary zurückgehen und sich an dem sogenannten interpersonalen Modell der Persönlichkeit orientieren) führte automatisch zu der Frage nach den entwicklungspsychologischen Hintergründen von Beziehungsverhalten und Beziehungsproblemen.

Hierfür liefert die Bindungstheorie ein überaus plausibles und ein mittlerweile durchdekliniertes Instrumentarium, was Psychotherapeutinnen und Psychotherapeuten beginnend in den späten achtziger Jahren auch zunehmend erkannt haben.

Mein Einstieg in das Thema war die Übersetzung und Anwendung einer Prototypenmethodologie zur Erfassung von Bindungsmerkmalen (das »Erwachsenenbindungs-Prototypen-Rating«, EBPR, Strauß et al., 1999), das zu dem Zweck entwickelt wurde, Patienten in Psychotherapie nach Bindungsmerkmalen (und damit auch potenziellen Bindungserfahrungen) zu differenzieren, verbunden mit der Frage, ob unterschiedliche Bindungserfahrungen auch unterschiedliche (eventuell komplementäre) Beziehungsangebote zur Folge haben müssen.

Über die Arbeit mit dem Prototypenrating gelang es, auch andere Kolleginnen und Kollegen für die Berücksichtigung der Bindungstheorie in der Psychotherapieforschung zu begeistern, Kontakte zu Entwicklungspsychologen herzustellen und die Thematik als eine wichtige Linie des eigenen Forschungsprogramms zu etablieren.

Im Laufe der Jahre sind sehr viele Arbeiten entstanden, die sich direkt oder indirekt auf die Bindungstheorie beziehen. Diese Arbeiten behandeln beispielsweise die Fragen, ob Bindungsmerkmale von prädiktiver Bedeutung sind für den Therapieerfolg in unterschiedlichen ambulanten und stationären Behandlungsansätzen, inwieweit Bindungsmerkmale psychische Störungen differenzieren, wie weit diese auch im Kontext körperlicher Erkrankung und deren Verarbeitung von

Bedeutung sind und welche Möglichkeiten die Berücksichtigung von Bindungsaspekten auch in anderen Bereichen des Gesundheitswesens als dem der Psychotherapie, etwa in der Primärmedizin, bieten. Auch Zusammenhänge von Bindung, Sexualität und Persönlichkeitsentwicklung waren ein Forschungsthema der letzten Jahre (Strauß et al., 2011).

Die Bindungsforschung war immer das Resultat von Kooperationen innerhalb der eigenen Arbeitsgruppe, aus der stellvertretend hier genannt seien: Silke Schmidt, Barbara Schwark, Andrea Thomas, Helmut Kirchmann, Katja Brenk-Franz, Steffi Nodop und Sashi Singh.

Andere Kooperationen bezogen sich auf viele Facetten des Bindungskonstrukts. Sie erfolgten zum Beispiel mit Katja Petrowski und Peter Joraschky aus Dresden, den Mitgliedern des Arbeitskreises stationäre Gruppenpsychotherapie, die in den letzten Jahren immer wieder das Bindungsthema in den Blickpunkt gerückt haben (stellvertretend als Protagonisten seien Dieter Höger und Jochen Eckert genannt), die (ehemalige) Ulmer Arbeitsgruppe um Anna Buchheim und Horst Kächele sowie über die Jahre zunehmend mehr Kolleginnen und Kollegen, die im Kontext psychosomatischer und psychotherapeutischer Forschung national wie international bindungsrelevante Themen fokussierten. Innerhalb der Society for Psychotherapy Research (SPR) war es immer wieder möglich, spezifische Forschungsthemen und -projekte zur Diskussion zu stellen und mit international renommierten Bindungsforschern ins Gespräch zu kommen. Hier möchte ich vor allem Paul Pilkonis und Brent Mallinckrodt stellvertretend nennen.

All den genannten Kolleginnen und Kollegen, aber auch vielen ungenannten Personen gilt mein Dank für viele Inspirationen, Informationen und Kooperationen, die auch mit dazu beigetragen haben, dass das in diesem Büchlein behandelte Thema in der Psychoanalyse und in der Psychotherapie allgemein wirklich fest verankert ist.

Einführung

Das ungewöhnliche Schicksal einer entwicklungspsychologischen Theorie

Ursprünge der Bindungstheorie

John Bowlby (1907–1990) gilt als der Vater der Bindungstheorie. Er, der Medizin und Psychologie studiert sowie eine kinderpsychiatrische Ausbildung und eine psychoanalytische Ausbildung durchlaufen hatte, war in seiner beruflichen Karriere früh mit verhaltensauffälligen Kindern konfrontiert. Noch während des Zweiten Weltkrieges publizierte er seine Erfahrungen mit *Forty-four juvenile thieves: Their characters and home life* (1944), worin er bereits die potenzielle Bedeutung von Deprivations- und Verlusterlebnissen für die Entwicklung von Verhaltensauffälligkeiten vermutete.

Ein für die WHO verfasster Bericht (*Maternal care and mental health,* 1951) beschreibt die psychische Gesundheit obdachloser Kinder. In diesem Bericht legte Bowlby dar, dass es einen hohen Übereinstimmungsgrad »sowohl in den grundsätzlichen Kriterien, die der psychischen Gesundheit von Kindern zugrunde liegen sollten, als auch in den Maßnahmen, […] die ihre Erhaltung gewährleisten würden« (ebd., S. 77), gebe. In dem Bericht, in dessen Kontext Bowlby begann, sich sehr intensiv mit den Feldern der Kinderfürsorge und Kinderpsychiatrie zu befassen, postulierte er bereits eine wesentliche Annahme der Bindungstheorie: »Als wesentliche Voraussetzung für die psychische

Gesundheit muss die Bedingung gelten, dass das Kleinkind eine warme, innige und dauerhafte Beziehung zu seiner Mutter (oder zu einer ständigen Ersatzmutterfigur) besitzt, in der beide Erfüllung und Freude finden« (ebd., eigene Übersetzungen).

Bowlby räumte später selbst ein, dass der WHO-Bericht sehr unvollständig und vor allem theoretisch unzulänglich war, da er, Bowlby, in ihm noch nichts zu der Frage sagen konnte, wie sich der Prozess einer frühen Trennungserfahrung möglicherweise in eine spätere Psychopathologie verwandelt.

Ein Meilenstein in der Entwicklung der Bindungstheorie und auf dem Weg zur Abfassung der wichtigsten Arbeit John Bowlbys, seiner Trilogie über Bindung und Verlust, mit der er bereits 1956 begann, war die Begegnung mit James Robertson, der Ende der vierziger Jahre auf Bowlby zukam mit einem Forschungsvorhaben über die Problematik der Folgen einer frühkindlichen »Mutterentbehrung« auf die spätere Persönlichkeitsentwicklung.

James und Joyce Robertson zeichnen verantwortlich für eine Reihe von Filmen, die heute noch im entwicklungspsychologischen und psychoanalytischen Unterricht sehr beliebt sind. Diese Filme zeigen »young children in brief separation« und machen deutlich, dass Kinder im Alter von zwei bis drei Jahren, die aus unterschiedlichen Gründen für einige Tage von ihren leiblichen Müttern getrennt werden, ohne einen adäquaten Ersatz zu erhalten, große »Ängste und Nöte« erleben, sodass es Anhaltspunkte dafür gab, dass die trennungsbedingten Störungen auch fortdauerten, nachdem die Kinder wieder nach Hause zurückgekehrt waren. Bowlby macht zu Recht deutlich, dass diese Filme »keinen unberührt lassen« (besonders bewegend ist beispielsweise das Schicksal des kleinen John, der neun Tage in ein Kinderheim verbracht wird, während seine Mutter ein Geschwisterkind zur Welt bringt).

Der Konflikt mit der psychoanalytischen Gemeinschaft

Im Vorwort zu seiner Trilogie schreibt Bowlby (1975):

> »Einige Forscher zweifelten an der Gültigkeit der Beobachtungen, andere gaben zu, daß die beschriebenen Reaktionen auftreten, neigten aber dazu, sie auf alle möglichen anderen Faktoren zurückzuführen, als auf die Trennung von der Mutterfigur, wieder andere räumten ein, daß die Entbehrung der Mutter eine relevante Variable sei, behaupteten aber, daß ihre Auswirkungen leicht zu mildern seien; die Trennung von der Mutter bringe daher weniger Konsequenzen für die Pathologie mit sich, als wir annehmen würden.«

In dieser Bewertung spiegelt sich bereits ein Konflikt, der zwischen Bowlby und der psychoanalytischen Gemeinschaft der damaligen Zeit auftrat. Später wurde dieser Konflikt von Lotte Köhler (2002) so beschrieben, dass »Bowlby ins Kreuzfeuer der hegemonialen Kritik« geraten und die »Bindungstheorie für die scholastisch organisierte Zunft der Psychoanalyse ein Casus Belli« gewesen sei, was dazu geführt hätte, dass es zu einer »faktischen Ausklammerung der Bindungstheorie aus den heiligen Hallen der Psychoanalyse« gekommen sei.

Was waren die wesentlichen Gründe für diese Ausklammerung?

John Bowlby selbst räumte ein, dass er eine konträre Sicht- und Herangehensweise an die Thematik der kindlichen Entwicklung und zur klassischen Psychoanalyse hatte: »Während meiner fortschreitenden theoretischen Untersuchungen wurde mir allmählich bewußt, daß das Terrain, das ich hier so leichten Sinnes betreten hatte, kein anderes war als das, auf dem Freud schon vor 60 Jahren den Pflug angesetzt hatte, und daß es dieselben felsigen Auswüchse und Dornengestrüppe aufwies, auf die er gestoßen war und die er in Angriff genommen hatte: Liebe und Hass, Angst und Abwehr, Bindung und Verlust. Mich hatte die Tatsache getäuscht, daß meine

Furchen ihren Ausgang von einer Seite hernahmen, die diametral entgegengesetzt zu dem von Freud gewählten und von späteren Psychoanalytikern beibehaltenen Eintritt in das Feld lag. Aus neuer Perspektive erscheint eine vertraute Landschaft manchmal völlig verändert. Ich war nicht nur einer anfänglichen Täuschung erlegen, sondern schritt im Folgenden auch nur langsam voran. Oft ist es auch, glaube ich, meinen Kollegen schwergefallen zu begreifen, was ich im Sinne hatte« (Bowlby, 1975, S. 9).

Als Bowlby seine ersten Ideen entwickelte, bestanden in der Britischen Psychoanalytischen Gesellschaft gerade zwei inhaltlich konträre Fronten zwischen Melanie Klein einerseits und Anna Freud andererseits. Ein wesentlicher Punkt der Auseinandersetzung bezog sich auf Kleins Annahmen über die Bedeutung der Fantasien des Säuglings. Anna Freud zweifelte an der Auffassung Melanie Kleins und hielt an der zentralen Konzeption der Bedeutung des Ödipuskomplexes als Ausgangspunkt der Neurose fest.

Durch die Entwicklung der Bindungstheorie mit ihren progressiven und theorieübergreifenden Inhalten geriet Bowlby rasch ins Kreuzfeuer. Er stützte zwar Kleins Annahmen bezüglich der Fähigkeiten des Säuglings, aber er betrachtete eher die realen Erfahrungen als ausschlaggebend für die Bindungsentwicklung und für die eventuellen Fantasien über die Eltern. Anna Freud kritisierte insbesondere Bowlbys mangelnde Beachtung der Triebtheorie (siehe unten). »Erwägungen biologischer Fakten oder Verhaltensbeobachtungen erfüllten ihrer Meinung nach die Erfordernisse und die Erkenntniskriterien der Psychoanalyse nicht, wenn sie nicht mit metapsychologischen Kriterien verbunden werden« (Köhler, 2002). Einzig und allein die innerseelische Repräsentanz sei entscheidend.

Melanie Klein fokussierte in ihrer Theorie eher auf versagende, unfähige Mütter und negative Wahrnehmungen der Mutter im Kontext pathologischer kindlicher Entwicklungen. Die Bindungstheorie hingegen richtete ihr Augenmerk primär auf die »fähigen« Mütter, die später von Mary Ainsworth (1978) als die »feinfühligen« Mütter beschrieben wurden. Ainsworth bezog sich nicht nur auf die Qualität mütterlicher Fähigkeiten, sondern speziell auf die Interaktion zwischen Mutter und Kind, womit auch dem Kind Kompetenzen zugesprochen wurden. Bowlby betrachtete die innerseelische Repräsentanz von Triebbedürfnissen und Fantasien immer im Zusammenhang mit dem jeweiligen Objekt (ähnlich wie Vertreter der psychoanalytischen Objektbeziehungstheorie, etwa Klein und Winnicott), aber auch aus der Perspektive sozialer Bedürfnisse (wie der Selbstpsychologe Heinz Kohut).

Ein wesentlicher Unterschied zwischen der Bowlby'schen Theorie und der Psychoanalyse der damaligen Zeit, die zum Teil immer noch sehr stark triebpsychologisch geprägt war, bestand auch in der Auffassung von der Sexualität. Infantile Sexualität und Ödipuskomplex waren nach wie vor wesentliche Fundamente der psychoanalytischen Theorie. Während Freud die infantile Sexualität als das zentrale Thema der Eltern-Kind-Beziehung propagierte, führte Bowlby die Auffassung ein, dass Sicherheit und nicht Sexualität das zentrale Thema sei und – wie Holmes (2012) deutlich macht – die Bindungstheorie tatsächlich Annahmen zur infantilen Sexualität radikal infrage stellte.

Bowlbys Herangehensweise war unmittelbar auf die kindliche Entwicklung bezogen. Im ersten Kapitel seines Buches zur Bindungstheorie macht Bowlby (1975) etwas deutlich, was Jahrzehnte später, als die Säuglingsforschung und deren Befunde Eingang in die psychoanalytische Welt fanden, noch einmal intensiv diskutiert wurde:

> »Obwohl [Freud] bei der Suche nach Erklärungen immer wieder auf die frühkindliche Erfahrungswelt stieß, bezog er sein Untersuchungsmaterial nur selten aus Direktbeobachtungen. Aus diesem Grunde sind die meisten der Begriffe, die sich die Psychoanalytiker von der frühen Kindheit machen, historische Rekonstruktionen von Daten, die ältere Personen lieferten. Dies trifft auch auf die Begriffswelt der

> Kinderanalyse zu: Die Vorgänge und Prozesse, um die es dabei geht, gehören einer schon vergangenen Lebensphase an« (S. 26).

Bowlby hat stattdessen die Beobachtung des kleinkindlichen Verhaltens der Mutter gegenüber als Quelle für das Verständnis der Persönlichkeitsentwicklung bevorzugt, womit er mit den damals in England dominierenden Vertreterinnen der Psychoanalyse (Anna Freud, Melanie Klein etc.) in Konflikt geriet. Inhaltlich bestand die Kontroverse unter anderem darin, welche Motive oder Bedürfnisse als primär angesehen wurden. Bowlby schrieb:

> »Tatsächlich waren wir der Meinung, daß Reaktionen wie Protest, Verzweiflung und Rückzug, die typisch für ein Kind über sechs Monaten sind, wenn es von der Mutter getrennt ist und von fremden Personen versorgt wird, hauptsächlich zurückzuführen sind auf den Verlust der mütterlichen Obhut in diesem höchst abhängigen, höchst verletzbaren Entwicklungsstadium. Aus empirischen Beobachtungen folgerten wir, daß das Bedürfnis des Kleinkindes nach Liebe und Gegenwart seiner Mutter ebenso groß ist wie sein Nahrungsbedürfnis und daß folglich ihre Abwesenheit unvermeidlich zu starken Verlust- und Zornempfindungen führt« (ebd., S. 11).

In einer offenbar nur mit Hindernissen zustande gekommenen Publikation eines Vortrags vor der Britischen Psychoanalytischen Gesellschaft über *The nature of the child's tie to his mother* (1958) formulierte er: »Die Verbindung des Kindes [zur Mutter] lässt sich wohl am besten als eine Anzahl von instinktiven Reaktionen konzipieren […], die überwiegend nicht oralen Charakter haben und Teil eines angeborenen menschlichen Verhaltensrepertoires sind; wenn diese aktiviert werden und die Mutter verfügbar ist, resultiert daraus Bindungsverhalten« (eigene Übersetzung).

In diesem Zitat steckte viel Zündstoff, beispielsweise die Fokussierung auf das Verhalten, die Bedeutung non-oraler Bedürfnisse und die Fokussierung auf reale Erfahrungen –

alles Aspekte, die zu einer Position Bowlbys beitrugen, die ihn aufgrund der damaligen Strukturen zum Außenseiter werden ließ, zumindest in der psychoanalytischen Welt.

Im Jahr 1988, also zwei Jahre vor seinem Tod, schrieb Bowlby noch: »Obwohl die Bindungstheorie von einem Kliniker zur Anwendung bei der Diagnostik und Behandlung emotional gestörter Patienten und Familien formuliert wurde, benutzte man sie überwiegend dazu, die entwicklungspsychologische Forschung voranzutreiben. Ich bin zwar der Meinung, daß die Befunde dieser Forschung unser Verständnis von Persönlichkeitsentwicklung und Psychopathologie enorm erweitert haben, weshalb sie auch von größter klinischer Relevanz ist, dennoch ist es *enttäuschend*, daß die Kliniker bisher so zögerlich waren, die Anwendung der Theorie zu prüfen« (eigene Übersetzung).

Integration der Bindungstheorie in die Psychoanalyse

In der Tat verschwand Bowlby über lange Jahre aus dem psychoanalytischen Schrifttum (vgl. Strauß et al., 2002). Nur gelegentlich war in den siebziger und achtziger Jahren die Rede von einem »autochthonen Bindungsbedürfnis« (Rudolf, 1977), von einem »evolutionär erworbenen Verhaltenssystem« (Hoffmann, 1986) oder davon, dass Objektbeziehungen ihre Analogie im »Attachment-Verhalten anderer Arten« haben könnten (Modell, 1984). In den Standardwerken der Psychoanalyse wurden die Bindungstheorie und Bowlbys Werk über mindestens dreißig Jahre nicht wirklich rezipiert. Dies änderte sich erst in den späten achtziger, frühen neunziger Jahren, in denen im deutschsprachigen Raum insbesondere Lotte Köhler zu einer Protagonistin der Bindungstheorie wurde. In den neunziger Jahren beispielsweise veröffentlichte sie einen Aufsatz über neuere Ergebnisse der Kleinkindforschung und ihre Bedeutung für die Psychoanalyse Erwachsener (Köhler,

1995), Jahre später dann eine kritische Reflexion der Anwendung der Bindungstheorie in der psychoanalytischen Praxis (Köhler, 2002).

Im englischsprachigen Raum war es vor allem die Londoner Arbeitsgruppe von Peter Fonagy und Mary Target, die eine Reintegration der Bindungstheorie in die Psychoanalyse und eine deutliche Weiterentwicklung dieser Theorie verantwortete. Neben diesen beiden war insbesondere Jeremy Holmes bemüht, die Bindungstheorie im psychoanalytischen Kontext zu propagieren und zu integrieren. Von ihm stammt auch eine sehr lesenswerte Bowlby-Biografie (Holmes, 1993).

Bindung – in der hier benutzten, eng mit der Theorie Bowlbys verknüpften Bedeutung – wurde innerhalb der Psychoanalyse also über lange Zeit kaum explizit berücksichtigt. Die Reaktionen von Vertretern der traditionellen Psychoanalyse auf Bowlbys Veröffentlichungen waren negativ, nicht zuletzt aufgrund deutlicher Unterschiede in der Theoriebildung und in der Methodologie der Bindungsforschung. In einer kritischen Bewertung der Bindungsforschung aus der Sicht der Psychoanalyse vermutete Lotte Köhler (1995) gar eine »unüberbrückbare Abgrenzung, wenn nicht gar eine Unvereinbarkeit der beiden Bezugssysteme« (S. 71). Sie kommt aber auch zu der Auffassung, dass »gerade die Erhellung der Gründe, die die wechselseitige Akzeptanz in der Vergangenheit behindert haben […], den Zugang zu einem für beide Seiten möglichen und fälligen Erkenntnisfortschritt [ermöglichten], der nicht nur auf den Gebieten der klinischen Theorie und Prävention, sondern auch auf dem der Erziehungswissenschaft und Anthropologie zu Buche zu schlagen« (ebd.) verspreche.

Auch Lotte Köhler hat mit ihren Arbeiten sehr dazu beigetragen, das Verhältnis von Bindungstheorie und Psychoanalyse in den vergangenen Jahrzehnten deutlich zu entspannen, vor allem jene Arbeiten, die Bezüge der Bindungstheorie zu psychoanalytischen Konzepten, insbesondere den Objektbeziehungstheorien und zur Selbstpsychologie, hergestellt haben.

Peter Fonagys Beitrag für die erste Auflage des *Handbook*

of attachment zum Verhältnis von Bindungstheorie und Psychoanalyse, auf Deutsch in dem Buch *Bindungstheorie und Psychoanalyse* (2001) publiziert, ist ein eindrücklicher Beleg dafür, dass die Ausgrenzung Bowlbys auf Vorurteilen basierte und in der Tat viele Überschneidungen existieren zwischen Konzepten aus unterschiedlichen Teiltheorien der Psychoanalyse und bindungstheoretischen Konstrukten, dass also durchaus etwas wie ein »common ground« existiert, der eine Verbindung möglich macht.

Fonagy kommt in seiner Übersicht zu dem Schluss, dass die psychoanalytische Theorie naturgemäß sehr viel komplexer und verzweigter ist als die Bindungstheorie, dass Letztere aber auf sehr viel solideren empirischen Beinen steht. Er zeigt die gemeinsamen Wurzeln von Bindungstheorie und Psychoanalyse, die sich allerdings epistemologisch unterschiedlich entwickelt hätten (Fonagy, 2001). Dennoch würden – trotz bestehender Divergenzen – beide Theorien ein entwicklungspsychologisches Verständnis von psychischen und Persönlichkeitsstörungen anstreben. Ein »common ground« beider Theorien seien beispielsweise die Annahme von Bindung als Phänomen und Motiv, Hypothesen über die (interaktionellen) Determinanten sicherer Bindung, die weitreichenden Folgen eines spezifischen Bindungsstatus oder auch die Theorie, dass Narrative die Grundlage für den Zugang zu inneren Modellen und Repräsentationen darstellen (vgl. Strauß & Buchheim, 2002).

Empirische Beiträge und die Entwicklung der Erwachsenenbindungsforschung

Die entwicklungspsychologische Forschung zum Bindungssystem basiert unmittelbar auf John Bowlbys Hauptwerk, seiner Trilogie *Attachment*, *Separation* und *Loss* (zu Deutsch einzeln erschienen unter: *Bindung*, *Trennung*, *Verlust*). In dieser Trilogie fasste er seine theoretische Auseinandersetzung mit dokumentierten Kinderschicksalen, insbesondere in der Kriegs- und Nachkriegszeit, zusammen, integrierte aber gleichzeitig Befunde aus der Verhaltensbiologie (etwa auch Harry Harlows Experimente zu den Folgen von Deprivation bei Rhesusaffen). Klaus E. Grossmann und Karin Grossmann (2003) machen in der Einführung zur Sammlung von historisch wichtigen Beiträgen zur Entwicklung der Bindungstheorie von Bowlby und Ainsworth deutlich, dass sich die Verhaltensbiologen (und John Bowlby) an einem neuen Übervater orientiert hätten, nämlich Charles Darwin, der Sigmund Freud ablöste. Die in der Trilogie formulierte Bindungstheorie ist – wie Grossmann und Grossmann sagen – »essenziell«, ihren Durchbruch bewirkte allerdings die empirische Umsetzung.

Diese wiederum ist mit dem Namen Mary Salter Ainsworth verknüpft, die Bowlby bereits 1950 traf und die mit einer ungeheuren Akribie versuchte, die theoretischen Postulate der Bindungstheorie empirisch zu untermauern, indem sie mithilfe der standardisierten »Fremden Situation« verschiedene Muster von Bindungsverhalten (»patterns of attachment«) zu beschreiben und zu differenzieren suchte. Aufbauend auf ihrer Feldforschung in Uganda und Hausbeobachtungen in den Vereinigten Staaten, führten Ainsworth und ihre Mitarbeiterinnen die Fremde Situation als Standardinstrument zur Erfassung des Bindungsverhaltens bei einjährigen Kleinkindern ein, eine Methode, die heute noch eine große Rolle spielt.

Ainsworth, die auch das Konzept der »Mütterlichen Feinfühligkeit« (»sensitivity«) in die Bindungsforschung einführte, wurde darüber hinaus bedeutsam mit ihren Beiträgen zu den Einflüssen der Mütter auf die Bindungsentwicklung der Kinder. Dies wiederum war gewissermaßen die Grundlegung für die in den achtziger Jahren forcierte, mit Personen wie Mary Main, Carol George oder Roger Kobak verbundene Erwachsenenbindungsforschung, die sicherlich maßgeblich dazu beigetragen hat, dass die Bindungstheorie in die Psychotherapie und Psychoanalyse reintegriert werden konnte.

Die Erwachsenenbindungsforschung wurde maßgeblich

initiiert von der Arbeitsgruppe um Mary Main, die mit dem sogenannten Adult Attachment Interview (AAI) das erste und wohl umfassendste Verfahren zur Erfassung von Bindungsrepräsentationen bei Erwachsenen entwickelte. Ähnlich wie die Fremde Situation trennt das Interview zwischen einer autonomen (sicheren), einer abweisenden (vermeidenden) und einer verstrickten (ambivalenten) Bindungsrepräsentation. Das Analogon zur desorganisierten Bindung bei Kleinkindern stellt im AAI der Hinweis auf unverarbeitete Verluste und Traumatisierungen dar. Zu den Untersuchungen mit dem AAI liegen mittlerweile mehrere Metaanalysen bei klinischen und nicht klinischen Stichproben vor (etwa Bakermans-Kranenburg & van IJzendoorn, 2009).

Mary Main (2001) differenzierte später drei Phasen der Entwicklung der Bindungstheorie:

1. Ausgehend von der Evolutionstheorie fokussierte Bowlby in seinen frühen Arbeiten auf das Bindungsverhaltenssystem.
2. Eine zweite Phase begann mit der Operationalisierung dieses Systems durch Mary Ainsworth und die Methode der Fremden Situation (Ainsworth et al., 1969). Diese Methode erlaubt die Beschreibung individueller Unterschiede in den Reaktionen etwa einjähriger Kinder während einer Trennung von und anschließender Wiedervereinigung mit der Bindungsfigur.

   Eine Vielzahl von Forschern – die »Post-Bowlbians«, wie sie Holmes (1993) nennt – replizierten die frühen Studien, die sich auf das Interaktionsverhalten von 12 bis 18 Monate alten Kindern beziehen. Aufgrund der eingehenden Betrachtung nicht optimaler Beziehungsstrukturen zwischen Mutter und Kind gewann die Theorie vor allem in der Entwicklungspsychopathologie an Bedeutung (Zimmermann, 2002). Aus der Entwicklungspsychologie liegt eine Fülle von Befunden vor, die sich insbesondere auf Korrelate von Bindungsstilen beziehen. So sind mittlerweile Zusammenhänge zwischen Bindungsmustern bei

Säuglingen und Kleinkindern mit dem Interaktions- und Kommunikationsverhalten, emotionalen Charakteristika und kognitiven Prozessen gut belegt.

3. Die derzeit aktuelle Ausformung der Bindungstheorie – entsprechend der dritten Phase der Theorieentwicklung – bezieht sich vornehmlich auf die mentalen Repräsentationen von Bindung und deren Organisation. Aus dieser Phase stammen unterschiedliche Befunde, die potenzielle Implikationen für die Psychoanalyse und die Psychosomatik besitzen (Zusammenfassung bei Strauß et al., 2002; Strauß, 2008; Cassidy & Shaver, 2008).

Zu diesen Befunden gehören mittlerweile auch Studien zur Neurobiologie von »Bindung« und Hinweise auf physiologische Korrelate von Bindungsverhalten und darauf bezogener Affektverarbeitung (Unterschiede in den Cortisol-Reaktionen bei Kleinkindern in Abhängigkeit vom Bindungsmuster in der Fremden Situation etc.). Ferner liegen Ergebnisse vor, die Bindungsmerkmale als potenzielle entwicklungspsychologische Basis von Bewältigungsstrategien im Zusammenhang mit körperlichen und psychischen Belastungen begreifen lassen. Ein wesentlicher Schwerpunkt der klinischen Studien bezieht sich auf die Frage nach der Bedeutung von Bindungsmustern für die Entwicklung von Psychopathologien (Strauß, 2008).

Auch wenn sich hier keine diagnosespezifischen Muster abzeichnen, lässt sich mittlerweile beispielsweise ein Zusammenhang zwischen (schwerer) Persönlichkeitspathologie (Borderlinestörungen etc.) und dem Vorliegen unsicherer und/oder desorganisierter Bindung und unverarbeiteten Traumatisierungen nachweisen. Zu den entwicklungspsychopathologisch relevanten Befunden gehört zum Beispiel das Ergebnis der Arbeitsgruppe um Giovanni Liotti (2002), wonach eine Verbindung zwischen desorganisierter Bindung in der Kindheit und dem Auftreten dissoziativer Störungen im Jugend- und Erwachsenenalter zu bestehen scheint.

Innerhalb der Psychotherapieforschung liegen zudem viele

Studien vor, die sich mit der Häufigkeit und prognostischen Bedeutung spezifischer Bindungsmuster in verschiedenen Patientenpopulationen befassen. Bindungssicherheit ist nachgewiesen als Prädiktor für den Behandlungserfolg in der Psychotherapie (Levy et al., 2011).

Schließlich kommen aus der klinischen Bindungsforschung vermehrt Beiträge, die sich unmittelbar mit dem psychotherapeutischen Prozess bzw. der psychotherapeutischen Beziehung befassen und sich auf jene von Bowlby (1988) formulierten Vorstellungen beziehen, wie sich ein Therapeut, der die Bindungstheorie anwendet, verhalten sollte. Metaanalytisch ist mittlerweile ein Zusammenhang zwischen Bindungssicherheit und der Qualität der therapeutischen Arbeitsbeziehung nachgewiesen (Diener & Monroe, 2011).

Jüngst wurde zunehmend die Bedeutung der Bindungsrepräsentationen und -erfahrungen der Therapeuten für den Therapieprozess deutlich. Bindungsrepräsentationen sind eine wesentliche Grundlage für ein spezifisches Beziehungsangebot, das sich in Übertragungs-Gegenübertragungs-Konstellationen widerspiegelt. Empirisch-experimentell konnte beispielsweise gezeigt werden, dass die Psychotherapeuten, aber auch psychotherapeutische Laien auf bindungsbezogene Narrative von Patienten mit unterschiedlicher Bindungsrepräsentation verschieden reagieren im Hinblick auf interpersonale Reaktionen und die Befindlichkeit. Ein Narrativ einer unsicher-vermeidenden Person beispielsweise provoziert eher eine negative Befindlichkeit und feindselige interpersonale Reaktionen (vgl. Martin et al., 2007).

In den folgenden Abschnitten soll nun zunächst eine ausführliche Darstellung der Grundannahmen der Bindungstheorie erfolgen, ehe ich noch einmal auf die einzelnen Anwendungsfelder eingehe.

Grundlagen der Bindungstheorie

Als psychoanalytischer Grundbegriff wird »Bindung« heute primär im Kontext einer von John Bowlby (1975, 1976, 1983) entwickelten Theorie verwendet, welche die Bildung einer engen emotionalen Beziehung als universelles, primäres menschliches Bedürfnis begreift. Bindung ist eine spezifische Art sozialer Beziehung, gekennzeichnet durch eine affektive Verbindung, die sich zunächst paradigmatisch zwischen dem Säugling und dessen primärer Bezugsperson entwickelt.

Bindung wird in dieser Theorie als Resultat eines Verhaltenssystems aufgefasst, eines zusammenhängenden Musters von Verhaltensweisen und Emotionen, das letztlich der Herstellung von Nähe dient. Das System ist anderen bedürfnisregulierenden Systemen ebenbürtig und wird in Gefahrensituationen aktiviert oder wenn ein Kind bemerkt, dass die Erreichbarkeit einer Bindungsperson nicht länger garantiert ist. In diesen Situationen treten andere Verhaltenssysteme außer Kraft, das kindliche Verhalten wird nur darauf ausgerichtet, Nähe wiederherzustellen bzw. zu erhalten. Das System wird deaktiviert, wenn ein Zustand von Sicherheit erreicht ist, sodass das Kind sich sorglos anderen Aktivitäten, insbesondere der Exploration der Umwelt, hingeben kann. Die Bindungstheorie ist eine normative Theorie, in der unter anderem der Kontext für den Erwerb der Emotionsregulation beim Kleinkind spezifiziert wird (Strauß, 2008).

Die grundlegende Annahme der Bindungstheorie ist, dass Menschen über ein angeborenes Verhaltenssystem verfügen, das körperliche und emotionale Nähe zu Fürsorge spendenden Individuen (»Bindungsfiguren«) herstellt und reguliert, um so Hilfe in Gefahren- und Mangelsituationen zu erhalten. Während bei Nichtprimaten dieses Bindungsverhaltenssystem weitgehend angeboren-instinktgeleitet und somit relativ unflexibel organisiert wird, ist dieses System beim Menschen in hohem Maße anpassungsfähig an Umweltbedingungen. Je nachdem, wie die potenziellen Bindungsfiguren auf das Bindungsverhalten des Individuums reagieren, wird dieses den Erfahrungen angepasst, und zwar nicht nur hinsichtlich des konkreten Nähe suchenden Verhaltens (etwa Schreien, Hinlaufen, Telefonieren), sondern auch hinsichtlich der emotionsbezogenen Strategie, mit Gefahren- und Mangelsituationen umzugehen.

So mag es für Individuen mit der Erfahrung, dass ihr Nähe suchendes Verhalten von der Bindungsfigur abgelehnt oder bestraft wird, hilfreich sein, sich in Gefahrensituationen abzulenken und Angst und Nähebedürftigkeit nicht zu zeigen. Diese Anpassungsfähigkeit, die im weiteren Lebensverlauf durchaus nicht immer funktional sein muss, ist das Resultat der menschlichen Denk- und Vorstellungsfähigkeit. Gemäß der Bindungstheorie entwickeln Menschen auf der Grundlage ihrer Erfahrungen mit Bindungsfiguren mentale Repräsentationen – sogenannte innere Arbeitsmodelle (»internal working models«) – von sich selbst, von anderen Menschen und von nahen Beziehungen, die Annahmen und Erwartungen darüber beinhalten, ob bzw. inwiefern man selbst der Fürsorge und Liebe anderer wert ist, inwieweit andere Menschen vertrauenswürdig sind und wie nahe Beziehungen generell ablaufen.

Dass dem Bindungsverhaltenssystem ein Explorationsverhaltenssystem gegenübersteht, das auf Erkundung der und Selbstbehauptung in der Umwelt ausgerichtet und dann stärker aktiv ist, wenn Nähe hergestellt bzw. die Situation ungefährlich erscheint, ist ebenfalls eine wichtige bindungstheoretische Annahme. Die Abbildung 1 verdeutlicht das Spannungsfeld zwischen Bindungs- und Explorationsbedürfnis am Bild einer Waage: Je nachdem, welches Bedürfnissystem bei einer Person vorherrschend (im Bild: schwerer) ist, ergibt sich einer der klassischen drei Bindungstypen, die weiter unten noch genauer erläutert werden.

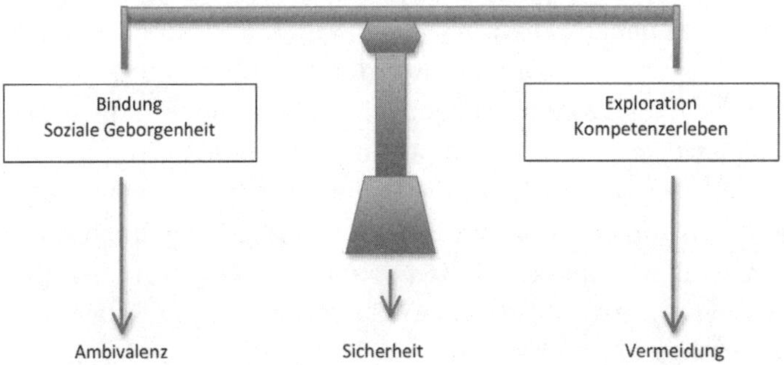

Abbildung 1: Waagemodell der drei klassischen Bindungstypen

Legende:
- Ambivalente Bildung: überstarkes Bedürfnis nach Geborgenheit und sozialer Zuwendung
- Vermeidende Bindung: überstarkes Bedürfnis nach Exploration und Kompetenzerleben
- Sichere Bindung: Gleichgewicht beider Grundbedürfnisse

Voraussetzungen für die Bindungsentwicklung

> »Während der evolutionären Entwicklung und der stetigen Anpassung an die Umwelt wurden Nähe und Zusammenhalt zu einem Garant für Schutz und Überleben. Daraus entwickelte sich die Prädisposition, sich

> in der Nähe der Mutter aufzuhalten. Gleichzeitig ermöglicht dieses größere Sicherheitsgefühl auch eine stressärmere Nahrungsaufnahme. Die Jungen befinden sich in einer völligen Abhängigkeit vom Muttertier und haben kaum eigene Möglichkeiten, die Mutter aufzusuchen. Deshalb spricht man von einer Prägung auf das Muttertier. Ohne Schutz vom Muttertier ist Füttern nicht möglich und für Lernen kein Platz« (Cassidy, 1999, eigene Übersetzung).

Das heißt, nur in geschützter Atmosphäre ist eine ausgewogene emotionale, kognitive und basale Entwicklung möglich.

Ähnliche Dispositionen werden auch bei Neugeborenen und jungen Säuglingen beobachtet. So reagieren diese beispielsweise bevorzugt auf Stimmen mit hohen Frequenzen, welche wiederum vorzugsweise weibliche, seltener männliche Stimmen umfassen. Mütter erhöhen scheinbar automatisch im Kontakt mit den Säuglingen ihre Stimmen und kommunizieren mittels einer »Singsang-Tonlage«. Mechthild Papoušek (1994) beschrieb dies »Sich-Aufeinandereinstellen« als Effekt des »intuitive parenting«. »Neugeborene bewegen sich rhythmisch im Takt des mütterlichen Sprachduktus und führen so eine Art Tanz auf.« Die Mütter lassen sich darauf ein und passen sich wiederum dem Rhythmus des Säuglings an. Weiterführende Studien zu diesem Aspekt wurden insbesondere von der Arbeitsgruppe um Beatrice Beebe entwickelt, die sich intensiv mit der »Rhythmik« der Mutter-Kind-Interaktion befasst hat (vgl. Jaffe et al., 2001).

Ein wesentlicher Unterschied von tierischen und Primatenbindungen zur menschlichen Bindung besteht darin, dass Kinder nicht nur *eine* Bezugsperson als Bindungsperson auswählen können. Auch bleibt das Gefühl der Verbundenheit ein Leben lang erhalten und löst sich nicht im Laufe der Entwicklung auf, wie dies bei den meisten Tieren zu beobachten ist. Der Schutz der Eltern und die damit verbundenen höheren Überlebenschancen charakterisieren somit die »biologische Funktion« der Bindung.

Neurobiologische Grundlagen von Bindung

Die Neurobiologie der Bindung ist innerhalb der Neurowissenschaften noch ein relativ junges Feld (Insel & Young, 2001; Schore, 2002; Hüther & Sachsse, 2007). Das Bindungssystem hat nicht nur eine organisierende Bedeutung für basale neurophysiologische Funktionen, sondern es wird auch für die zentralen Systeme im Gehirn höherer Säugetiere für relevant gehalten.

Neurowissenschaftler wie Daniel J. Siegel (1999) oder Allan N. Schore (2002) vertreten die grundlegende These, dass frühe interpersonale, affektive Erfahrungen die erfahrungsabhängige Reifung von sich früh entwickelnden Regulationssystemen direkt beeinflussen, wobei eine wachstumsfördernde Umwelt und emotionale Kommunikation als die wesentlichen Einflussfaktoren aufgefasst werden: »Die intrinsischen Regulatoren des Gehirnwachstums beim Kind sind spezifisch dafür geschaffen, durch emotionale Kommunikation mit den Regulatoren des Erwachsenengehirns verkoppelt zu werden« (Trevarthen, 1990, S. 357, eigene Übersetzung).

Das Gehirn des Säuglings, das sich im ersten Lebensjahr in seinem Umfang nahezu verdoppelt, werde nicht nur durch Transaktionen mit wichtigen Bezugspersonen beeinflusst, sein Wachstum sei buchstäblich auf Gehirn-Gehirn-Interaktionen im Kontext einer intimen, positiv-affektiven Beziehung angewiesen. Für diese Interaktionen braucht das Säuglingsgehirn ältere bzw. reifere Gehirne als Interaktionspartner, die sich in einem Zustand der Aufmerksamkeit, der Emotionalität und des Interesses in das junge Gehirn einfühlen und so zu einer Koordination der Motivationen des Kindes und zu den subjektiven Empfindungen des Erwachsenen beitragen (vgl. Strauß, 2008).

Ausgangspunkt neurobiologischer Forschung zur Bindung waren zunächst Beobachtungen spezifischer peripherer Reaktionen bei Menschen mit unterschiedlichen Bindungsrepräsentationen, die auf verschiedene zentrale Regulationen bindungsrelevanter Stimuli hindeuten. So ist schon länger bekannt, dass unterschiedliche Bindungsmuster oder -repräsentationen in bindungsrelevanten Stresssituationen auch mit unterschiedlichen physiologischen Reaktionen gekoppelt sind. Studien bei Kleinkindern, aber auch bei Erwachsenen haben beispielsweise gezeigt, dass »vermeidende« Personen trotz einer nach außen gerichteten Bagatellisierung von Bindungsthemen dann autonom stark aktiviert sind, wenn auch das Bindungssystem aktiv ist (Dozier & Kobak, 1992).

Mehrere Systeme werden im Zusammenhang mit der Regulation dieser Abläufe genauer untersucht, darunter das System der Reaktionen auf angstinduzierende Reize und Situationen – einschließlich des Erlebens von Trennung und Verlust – mit vegetativer Erregung (PANIC-System, Panksepp, 1998). Dieses System wird neuronal durch limbische und paralimbische Strukturen mitreguliert und ist beim Menschen mit höheren kortikalen Strukturen (insbesondere mit dem präfrontalen Kortex) verbunden.

Auf die Ebene, über welche die Psychobiologie der Entwicklung von Bindungssicherheit gesteuert wird, hat die Neurowissenschaft in den vergangenen Jahren fokussiert: auf den zentralnervösen Stoffwechsel neuromodulatorischer Neurotransmitter (Endomorphine, Dopamin, Serotonin, Oxytozin, Vasopressin). In Tierexperimenten wurde die Wirkung oder die Bedeutung von Oxytozin und Vasopressin im Zusammenhang mit bindungsrelevanten Abläufen untersucht und belegt (Insel/Young 2001). So wurde das Oxytozin als Substanz ausgewiesen, die für das soziale Lernen, nicht aber für andere, nicht soziale Lernvorgänge bedeutsam ist (Uvnäs-Moberg & Petersson, 2005). Möglicherweise determinieren Bindungserfahrungen auch die Dichte von Oxytozinrezeptoren in bestimmten Regionen des Gehirns (vgl. Francis, 2002).

Derzeit ist Forschung zu dem Neuropeptid Oxytozin in der Neurobiologie absolut en vogue. Die steuernde Wirkung von Oxytozin in der Regulation komplexer sozialer Kognitionen und Verhaltensweisen wie dem Bindungsverhalten gilt mittlerweile als gut belegt (vgl. Kumsta & Heinrichs, 2013).

Ein weiterer wichtiger Schwerpunkt neurobiologischer Forschung zur Bindung sind Fragen der biologischen Veränderungen infolge sozialer Deprivation (siehe Abbildung 2). Katharina Braun und Bernhard Bogerts (2000) fassten dazu die tierexperimentellen Befunde zusammen und zeigten, dass die Entstehung synaptischer Verbindungen – beispielsweise beim Haushuhnküken – deutlich von der Art und vom Ausmaß an sozialer Deprivation abhängig ist und dass Veränderungen metabolischer, physiologischer und anatomischer Eigenschaften während der »Filialprägung« zu beobachten sind. Bei deprivierten Tieren fehlen Auslöser für eine synaptische Selektion, was die Entwicklung unvollständiger neuronaler Netzwerke mit veränderter Kapazität zur Folge hat. Synaptische Verschaltungsfehler und veränderte Sensitivität für Neurotransmitter bei deprivierten Strauchratten und Wüstenrennmäusen waren nur teilweise durch positive emotionale Reize kompensierbar. Auf der Basis von tierexperimentellen Befunden haben die Autoren ein Modell zum Einfluss der frühen Mutter-Kind-Interaktion auf die funktionelle Reifung des limbischen Systems entwickelt.

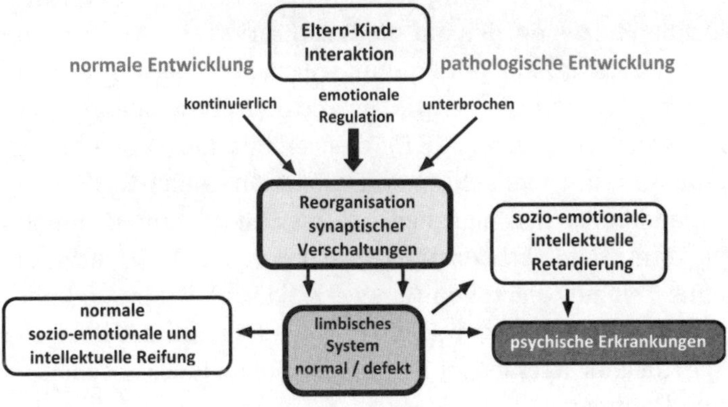

Abbildung 2: Einfluss der Kind-Mutter-Interaktion auf die funktionelle Reifung des limbischen Systems (nach Braun & Bogerts, 2000)

Beim Menschen sind die Folgen emotionaler Deprivation für die Entwicklung des Gehirns noch nicht so ausführlich belegt. Als beispielhaft können die Studien der Arbeitsgruppe um Michael Rutter (Rutter et al., 1998) gelten, insbesondere das »English and Romanian Adoptee Project«, bei dem extrem deprivierte Kinder aus rumänischen Kinderheimen mit britischen Kindern im Hinblick auf zahlreiche Entwicklungsdaten längsschnittlich untersucht werden. Die Studien ergaben bisher, dass die rumänischen Kinder nach der Adoption Entwicklungsrückstände deutlich aufholen konnten, dass aber kognitive Defizite wie auch Bindungsstörungen bei den Adoptivkindern sehr viel wahrscheinlicher waren. Die Unterschiede ließen sich mithilfe bildgebender Verfahren sowie im Elektroenzephalogramm (EEG) nachweisen. Auffällige Hirnfunktionen wurden bei den adoptierten Kindern in der Amygdala und im orbitofrontalen Kortex, aber auch im infralimbischen, temporalen Kortex, im Hippocampus und im Hirnstamm nachgewiesen, was zum Beispiel auf Beeinträchtigungen der Gedächtnisfunktionen und der Affektverarbeitung hindeutet.

Die für die Entwicklung von Bindungssicherheit relevanten Strukturen des Gehirns werden derzeit in der neurowissenschaftlichen Forschung schrittweise entdeckt: Relevante Studien beziehen sich auf die Lokalisation von Arealen, die im Zusammenhang mit bindungsrelevanten Reizen aktiviert werden. Allerdings sind Studien mittels funktionaler Magnetresonanztomografie (fMRT), die sich mit diesen Strukturen befassen, mit menschlichen Probanden noch rar. Die vorliegenden Studien beziehen sich meist auf Untersuchungen der zentralen Aktivierung als Reaktion auf Bilderreize, die nahestehende Personen (eigene Kinder, Partner) und neutrales Bildmaterial vergleichen. Sie deuten auf die Relevanz spezifischer Areale hin (mediale Insula, Nucleus caudatus und Putamen u. a.).

Als eine der neueren Studien hierzu sei die fMRT-Untersuchung von Andreas Bartels und Semir Zeki (2004) erwähnt, die Gehirnaktivitäten bei Müttern erfassten, während sie Fotos ihrer eigenen und fremder Kinder sowie anderer Personen betrachteten. Die Studie deutet darauf hin, dass »mütterliche und romantische Liebe« durch verschiedene, teilweise aber sich überlappende Gehirnregionen gesteuert werden, die stark durch Oxytozin- und Vasopressinrezeptoren gelenkt sind. Wenn diese Regionen aktiviert werden, kommt es gleichzeitig zu einer Deaktivierung von Regionen, die eher mit negativen Emotionen, sozialen Bewertungen, aber auch Mentalisierung verbunden sind. Die Autoren vertreten die These, dass die menschliche Bindung die Grundlage für ein Belohnungssystem darstellt, über das soziale Distanz und kritisches Urteilsvermögen in Verbindung mit limbischen Strukturen reduziert wird.

Gleichzeitig gibt es Aktivierungsmuster als Reaktion auf bindungsrelevante Reize, die solchen Reizen ähneln, die mit einer kokaininduzierten Euphorie verknüpft sind, was Thomas Insel und Larry Young (2001) dahin gehend interpretieren, dass es sich bei den neuronalen Systemen für soziale Bindung um Pfade handelt, die auch die hedonischen Eigenschaften von Psychostimulanzien regulieren.

Was bisher nicht vorliegt, sind fMRT-Studien mit direktem Bezug zu Bindungsrepräsentationen. Anna Buchheim und Kollegen (2006) haben ein experimentelles Modell vorgestellt, das es ermöglichen soll, unter Verwendung des Adult Attachment Projective (AAP, siehe unten) funktionelle MRT-Messungen vorzunehmen, die unmittelbar die Aktivierung mentaler Repräsentationen von Bindung widerspiegeln. Eine Anwendung des Modells wurde in einer Pilotstudie bei Borderlinepatientinnen und Gesunden beschrieben, die tatsächlich Hinweise auf spezifische Aktivierungs- und Hemmungsmuster bei bindungsrelevanten Reizen liefert, insbesondere im Zusammenhang mit unaufgelösten Traumatisierungen.

Eine weitere für das Verständnis von Bindung wichtige Forschungsrichtung in den Neurowissenschaften bezieht sich auf das Konzept der sogenannten Spiegelneurone, die zunächst bei Affen, später auch bei Menschen nachgewiesen wurden (für eine Übersicht siehe beispielsweise Bauer, 2005). Ursprünglich war die Beschreibung der Spiegelneurone im prämotorischen Kortex von Affen auf das motorische Verhalten ausgerichtet. Mittlerweile gibt es klare Hinweise darauf, dass vergleichbare Mechanismen beim Menschen auch in einer Vielzahl nicht motorischer Gehirnstrukturen ablaufen. Der Befund, dass auch das Beobachten und Nachahmen von Emotionen im Gehirn fast dieselben Erregungsmuster hervorruft wie die Emotionen selbst, deutet somit auch auf eine neuronale Basis der Empathie beim Menschen hin.

Die neurowissenschaftlichen Theorien, die sich aus den genannten Beobachtungen ableiten, postulieren, dass schon das Wahrnehmen einer Aktion oder Emotion der inneren Simulation der Aktion oder Emotion äquivalent ist. Vor diesem Hintergrund darf man vermuten, dass es ausgeprägte interindividuelle Unterschiede in der Fähigkeit zu dieser Simulation gibt und die Entwicklung dieser Fähigkeit durch eine Vielzahl biopsychosozialer Faktoren beeinflusst wird und somit ein potenzieller Zusammenhang mit psychopathologischen Phänomenen wahrscheinlich ist. Untersuchungen zur Bedeutung der Spiegelneurone bei psychischen Störungen haben sich bisher in erster Linie mit dem Autismus bzw. dem Asperger-Syndrom beschäftigt. Zweifellos bergen neurowissenschaftliche Untersuchungen zur Funktion von Spiegelneuronen und daraus abgeleitete Theorien ein großes Potenzial für ein besseres Verständnis der Mechanismen, die jenen interpersonalen Prozessen zugrunde liegen, aus denen Bindung entsteht.

In einer der neuesten Studien zum Thema konnten Lane Strathearn und Kollegen (2009) zeigen, dass die Reaktionen von Müttern auf Bilder ihrer Kinder variierten in Abhängigkeit vom emotionalen Zustand der Kinder (etwa Aktivierung der dopaminassoziierten Belohnungsregionen des Gehirns). Es wurden auch erste Befunde dazu berichtet, dass die Reaktion von der Qualität der Bindungsrepräsentationen der Mütter abhängig sein könnte. Unsicher gebundene Mütter reagierten insbesondere mit weniger Aktivierung auf Bilder ihrer Säuglinge, die diese in einem Zustand von Traurigkeit darstellen. Dies könnte eine neurobiologische Parallele zu der Beobachtung sein, dass unsicher gebundene Mütter insbesondere dann wenig feinfühlig sind, wenn es ihren Kindern schlecht geht.

Das theoretische Konstrukt »Bindung«

Das Erleben von Verzweiflung und tiefen Emotionen aufseiten des Kindes in einer Trennungssituation und dessen verzweifelte Versuche, den Kontakt zur Mutter zu behalten, warfen für Bowlby die Frage nach der Natur und dem Ursprung dieses engen Bandes zwischen Mutter und Kind auf (Bowlby, 1975). Bindung ist für ihn eine besondere Art der sozialen Beziehung zwischen dem Kind und seinem Fürsorger, die sich primär in den ersten Lebensjahren entwickelt (Bowlby, 1982). Mary Salter Ainsworth (1978) erweiterte Bowlbys Definition, indem sie nicht nur von einer realen Beziehung, sondern von einem imaginären Band sprach, das auch über räumliche und zeitliche Trennung hinweg im Geiste emotional erhalten werden kann. Inge Bretherton (1991) nennt dieses ein inneres »Kerngefühl der Sicherheit«.

Individuen entwickeln Bindungen selektiv und spezifisch und abhängig vom jeweiligen Kontext an verschiedenen Bindungsfiguren. Schon im Kleinkindalter entwickelt ein Kind Bindungen zu Mutter und Vater und möglicherweise zu wenigen nahestehenden anderen Bezugspersonen. Abhängig von der eigenen Vorstellung, welche Person am ehesten das Bedürfnis nach Schutz und Geborgenheit befriedigen wird, differenziert das Schutz suchende Kind zwischen mehr oder weniger Schutz gebenden Bindungspersonen. Bezugspersonen, die viel Schutz bieten, werden zur primären Figur, andere zu sekundären. Erstere werden bevorzugt, je stärker das Kind eine emotionale Bedrohung seines Bindungssystems erlebt. Dann können sekundäre Bezugspersonen das Kind immer weniger bis gar nicht mehr beruhigen und es bedarf zunehmend mehr der primären Bezugsperson.

John Bowlby bezeichnet diese verinnerlichte Hierarchie der Bindungspersonen als »Monotropie«, als eine eingegrenzte Anpassungsfähigkeit, bei der sich eine schwächere Person in gemeinsamen zwischenmenschlichen Interaktionen an eine vermeintlich stärkere Person bindet. Durch die Differenzierung der Bindungspersonen werden auch emotionale Bindungen zu verschiedenen anderen Bezugspersonen (Geschwister etc.) denkbar und für die psychische Entwicklung als relevant betrachtet. Es gibt also parallel unterschiedliche Bindungsbeziehungen mit verschiedener Bevorzugung in Bedrohungssituationen. Dadurch können theoretisch auch viel abstraktere sekundäre Bindungsebenen, zum Beispiel in Form öffentlicher Institutionen, in ein Gesamtbindungssystem integriert werden. So erklärt Bowlby, dass sogar »die Schule oder die Universität, eine Arbeitsgruppe oder ein religiöser oder politischer Verband für viele Menschen zu einer untergeordneten ›Bindungsfigur‹, für manche auch zur zentralen ›Bindungsfigur‹ werden kann« (Bowlby, 1984, S. 197; Zimmermann, 2002).

Bindungsverhalten

Bindung entwickelt sich nach der Geburt. Grundlage dafür sind die Fähigkeiten des Säuglings, seine Bedürfnisse über bestimmte Verhaltensweisen wie Schreien, Strampeln oder Veränderungen der Hautfarbe nach außen zu signalisieren. Martin Dornes (2006) bezeichnet dies als eine Art grundlegender sozialer Kompetenz. So sind schon Säuglinge fähig, durch Vermeidung des Blickkontakts zu signalisieren, dass sie sich aus der Interaktion entziehen möchten. In den ersten Lebensmonaten reifen solche Verhaltensweisen laut Bowlby, um in der zweiten Hälfte des ersten Lebensjahres in ein Bindungsverhaltenssystem integriert zu werden (vgl. Bretherton, 2002).

Jeder Mensch hat ein evolutionär bedingtes, angeborenes Bedürfnis nach emotionalen Beziehungen und nach sozialer Gemeinschaft. Eine Bezugsperson als Gegenüber ist unabdingbar, um eine Bindung entstehen zu lassen. Sie muss sich in ihrer Art und Weise auf die Bedürfnisse des Kindes einstellen, diese wahrnehmen und beantworten. Eine versorgende Person wird – unabhängig von der Qualität ihrer Wahrnehmung, Interpretation und Befriedigung der Bedürfnisse des Kindes – im Laufe der Zeit von diesem als Bindungsperson angenommen.

Durch Studien zu Missbrauchserfahrungen in der frühen Kindheit wurde allerdings längst belegt, dass auch missbrauchte Kinder sehr wohl eine Bindung zu ihren Bezugspersonen entwickelten (Cassidy, 1999). Kinder mit solch traumatischen Erfahrungen reagieren nur auf qualitativ andere Weise. Selbst das Fehlen von eigentlich zu erwartendem sichtbarem Bindungs*verhalten* bedeutet nicht, dass es sich hierbei um eine quantitativ »schwächere« Bindung handelt. Unerwartete Reaktionen wie das Abwenden von der Bindungsperson oder unerwartete Brüche im Verhaltensablauf entsprechen eher anderen inneren psychischen Prozessen wie überwältigender Furcht oder Ärger (Main, 2001), also einem vermutlich anders organisierten Bindungsverhaltenssystem und somit einer qualitativ anderen Bindung, die dann aber potenzielle Risiken birgt.

Die Vermeidung emotionaler Nähe zum Beispiel durch Unterlassung von Blickkontakt und Lächeln in den ersten drei bis fünf Lebensjahren trotz mechanischer Versorgung (Waschen, Füttern, Zu-Bett-Bringen) führt langfristig zu intellektueller und emotionaler Retardierung oder gar zu Deprivationssymptomen und zu einem nicht optimalen Bindungsmuster aufseiten des Kindes. Dies wurde erstmalig durch René Spitz und seine Beobachtungen in südamerikanischen Waisenhäusern belegt.

Bindung entwickelt sich mit der ersten Antwort einer versorgenden Person auf die kindlichen Bedürfnisse. Zunehmend wird das Kind seine Aufmerksamkeit auf diese Person fokussieren und auf diese sein Bindungsverhalten ausrichten. So beginnt es in einer angespannten Situation vielleicht erst zu weinen oder sich zur Mutter zu flüchten, wenn diese den Raum betritt. Das Zeigen von Bindungsverhalten gilt dem einzigen Ziel, die Nähe zur Bezugsperson wiederherzustellen, um sich sicher fühlen zu können. Welches Bindungsverhalten gezeigt wird, ist abhängig von der Situation und dem Ausmaß an Bedrohung sowie von der Reaktion der Bindungsfigur.

Sicher ist, dass Bindungsverhaltensweisen sehr vielfältig und mit verschiedener emotionaler Färbung vorkommen können. Als markanteste Verhaltensweisen gelten Weinen, Rufen, Anklammern, Nachfolgen und Protest (Grossmann & Grossmann, 2004), aber auch die Freude und Erleichterung bei der Wiedervereinigung nach Trennung gehören dazu. In bedrohungsarmen oder sicheren Situationen wird in der Regel kein Bindungsverhalten gezeigt.

Das Bindungsverhalten ist in einem Bindungsverhaltenssystem organisiert. Dieses differenziert sich zunehmend aufgrund der kindlichen Interaktionserfahrungen mit den Bindungspersonen und schlägt sich nieder in ersten Schemata über notwendige Reaktionen für verschiedene auslösende Bedrohungssituationen. Die betroffene Person merkt sich also die Reaktionen wichtiger Interaktionspartner und auch die eigenen Reaktionen, insbesondere jene, die den bedrohlichen Zustand relativ erträglich gemacht haben.

Nach Bowlby gilt das Bindungsverhaltenssystem als ein gleichberechtigtes Verhaltenssystem neben anderen Verhaltenskontrollsystemen und Motiven. Der Wunsch nach Exploration – vermittelt über das »explorative system«, der Wunsch nach Zugehörigkeit und Gemeinschaft – reguliert über das »affiliative system«, der Wunsch nach Sicherheit (»fear/warning system«) sowie der Wunsch nach Bindung stehen in komplementärer Beziehung. Nur das Gefühl von Sicherheit und das Vertrauen der Bezugspersonen in die eigene Person ermöglichen einem heranwachsenden Kind eine angstfreie Exploration, ein neugieriges Heraustreten in die Umwelt. Je mehr Unsicherheit ein Kind verspürt, desto mehr wird das Bindungssystem aktiviert und werden Nähewünsche offenbar.

So lassen sich einige Postulate und Grundannahmen aufstellen, wie sie die Bindungstheorie bisher erarbeitet hat. Beschreibungen dieser zentralen Postulate finden sich in verschiedenen Literaturquellen. Im Folgenden beziehe ich mich stellvertretend für viele auf Schmidt & Strauß (1996), Grossmann & Grossmann (2004) sowie Steele (2005), die sich wiederum an Bowlby orientieren (Bowlby, 1976, 1979; Rutter & O'Conner, 1999):

- Die wahrgenommene Verfügbarkeit einer Bindungsperson bestimmt die Entwicklung des verinnerlichten Sicherheitsgefühls sowie die Qualität der Bindungsbeziehung.
- Bei einer Trennung von der Bezugsperson entwickelt das Kind Angst, wodurch dessen Bindungssystem aktiviert und dessen Explorationssystem deaktiviert wird. Kinder mit verfügbaren Bezugspersonen neigen zu weniger intensiver oder chronischer Furcht.
- Die Erwartungen über die Verfügbarkeit der Bezugsperson bilden sich in einer sensitiven Phase, und diese bleiben ein Leben lang *relativ* stabil. Trotz seiner Veränderungsresistenz bleibt ein bedeutendes Veränderungspotenzial für positive sowie schädliche und traumatische Erfahrungen erhalten.
- Die Qualität früher Beziehungserfahrungen beeinflusst nachhaltig die spätere Entwicklung und das Funktionieren der Persönlichkeit insbesondere in zwischenmenschlichen Situationen, also zum Beispiel die Wahrnehmung und Verarbeitung von Affekten, die Wahrnehmung des inneren Zustandes von Interaktionspartnern.
- Die Bindung an mindestens eine Schutz gebende, versorgende Bezugsperson ist biologisch notwendig, um die Überlebenschancen zu erhöhen. Das Bindungsverhaltenssystem steht somit anderen Verhaltenssystemen wie Sexualität und Ernährung gleichwertig gegenüber.

- Die Bindungstheorie bietet eine Modellvorstellung über mentale Abbildungen des eigenen Selbst, vom Anderen sowie von deren Beziehungen zueinander, worüber Erwartungen und Verhaltenspläne gebildet werden. Diese stellen recht präzise Darstellungen der realen Erfahrungen dar.

Die genannten Grundannahmen machen deutlich, dass die Bindungstheorie tatsächlich das Potenzial hat, über die Therapieschulen hinweg ein Modell für die Entwicklung der Persönlichkeit zu bieten, in dem Risiko- und Schutzfaktoren für die Entstehung von Psychopathologie differenziert werden können. Dabei ist das nachfolgend beschriebene Konstrukt des inneren Arbeitsmodells von besonderer Bedeutung, für das sich Analogien in verschiedenen Therapietheorien finden lassen (etwa das »Schema« in der kognitiven, die »Repräsentanz« in der psychodynamischen oder das »Konzept« oder »Skript« in humanistischen Therapieverfahren).

Innere Arbeitsmodelle von Bindung

Da es zur damaligen Zeit für John Bowlbys Ideen keine geeignete psychologische Begrifflichkeit oder Theorie gab, stieß er bei seiner Suche nach geeigneten Konzepten auf den Repräsentationsansatz von Kenneth Craik, einem Pionier der künstlichen Intelligenz. Die bei Craik beschriebenen inneren Arbeitsmodelle stellen eine zur Wirklichkeit in Relation stehende Abbildung der Umwelt und des Selbst auf mentaler Ebene dar. Dies traf genau Bowlbys Vorstellungen von den mentalen Repräsentationen von Bindung. Er bevorzugte diesen dynamischen Begriff gegenüber eher statischen wie »Landkarte« oder »Bild«, da er komplexe mentale Probedurchläufe/-handlungen implizierte: Diese inneren Arbeitsmodelle integrieren nach Bowlby in ihren mentalen Konstruktionen auch Vorstellungen und Fantasien über Erlebnisse und Umwelten mit anderen

Personen. Das Kind konstruiert somit Stück für Stück seine eigene Welt und Wirklichkeit inklusive der Sichtweise seiner Bezugspersonen.

Die Entwicklung eines inneren Arbeitsmodells beginnt schon mit der ersten Kontaktaufnahme vonseiten des Kindes oder der Bezugsperson. Die sich wiederholenden Beziehungserfahrungen mit ein und derselben Person graben sich immer tiefer in das kindliche emotionale Gedächtnis ein. Es entwickelt »kognitive Voreingenommenheiten«, die die Verarbeitung und den Umgang mit der Wirklichkeit und sich selbst stark beeinflussen (vgl. Grossmann, 1988). Aufgrund der wechselseitigen Bindungsbeziehung entwickeln sich dann Modelle von der Bezugsperson und von sich selbst, die anfänglich aufgrund noch recht plastischer Organisationsstrukturen stetig verifiziert, validiert und in gewissem Maße auch abgeändert werden.

Da das innere Arbeitsmodell entsprechend der oben erwähnten Monotropie nicht nur auf eine Bezugsperson begrenzt ist, sondern für mehrere Bezugspersonen separate Bindungsbeziehungen abbilden kann, besteht die Möglichkeit der Bildung verschiedener mentaler Teilarbeitsmodelle. Bowlby interessierten gerade die unterschiedlichen Eltern-Kind-Transaktionen, da er als Folge auch unterschiedliche innere Arbeitsmodelle vermutete, aus denen aus seiner Sicht verschiedene Verhaltensweisen resultieren müssten.

Bowlby beschreibt vier Phasen der Bindungsentwicklung, die sich jeweils an den kognitiven und emotionalen Fähigkeiten des Säuglings orientieren.

Erste Entwicklungsphase: In der ersten Phase (zwischen dem ersten und dritten Lebensmonat), der »autistischen Phase«, interpretiert das Kind hinsichtlich der Ich-Entwicklung die äußeren (etwa Schmerz) und inneren (Hunger etc.) Reize als Wahrnehmungen seiner selbst (Schier et al., 2002). Trotz dieser noch undifferenzierten Wahrnehmung zeigen Befunde, dass Kinder schon ab dem dritten Tag nach der Geburt das Gesicht der Mutter von fremden Gesichtern unterscheiden können (Field et al., 1984).

Klaus E. und Karin Grossmann (2004) bezeichnen dies als »Phase der unspezifischen sozialen Reaktionen«, da die kindlichen sozialen Verhaltensweisen noch nicht auf eine Person spezifiziert sind und beinahe reflexartig gezeigt werden. Die Bezugspersonen jedoch verstehen diese als auf sich gerichtet. Im Alter von drei Monaten zeigt der Säugling ein offensichtliches Interesse am Gesicht des Gegenübers und ein intensives »Schauverhalten« (Eggers, 2003). Mimik und Sprechbewegungen sind nun das Objekt der kindlichen Neugierde. Zwischen dem dritten und vierten Lebensmonat entwickelt sich zwischen Mutter und Kind ein »lallender Dialog«.

Zweite Entwicklungsphase: In der zweiten Phase (dritter bis sechster Lebensmonat) führen anfänglich äußere Stimulationen auch von Fremden zur mentalen Anregung, da noch keine bewusste Trennung zwischen mütterlichem und kindlichem Körper hergestellt wird. Es entwickelt sich allmählich eine unterschiedliche Reaktionsbereitschaft und eine Bevorzugung der primären Bezugsperson. Innerhalb dieser Zeit bildet das Kind recht einfache Verhaltenssysteme aus, in denen ein Signal auf eine Wirkung bezogen ist. Mit acht Monaten wird ein bewusster Zugriff auf Gedächtnisinhalte möglich, wobei das episodische Gedächtnis aufgrund eines ritualartigen, gleichförmigen Alltags zwischen Mutter und Kind dominiert. Ausgehend von einer anfänglich sehr symbiotisch anmutenden Mutter-Kind-Beziehung differenziert das Kind zunehmend zwischen den beiden Körpern und zunehmend auch zwischen den eigenen und den mütterlichen Affekten.

Dritte Entwicklungsphase: Mit wachsender Mobilität des Kindes (Rutschen und Krabbeln) ist die dritte Phase durch ein aktives und bereits zielkorrigiertes Bindungsverhalten gekennzeichnet. Grundlage dafür ist höchstwahrscheinlich die sich gleichzeitig entwickelnde Fähigkeit der Objektpermanenz (Piaget, 1936). Das Kind lernt einige wenige Bezugspersonen klar zu identifizieren und vor allem auch zu unterscheiden. Auch wenn diese ihren Aufenthaltsort verändern und aus dem Blickfeld des Kindes entschwinden, bleiben sie für das

Kind weiterhin mental präsent. Durch die neuen motorischen Fähigkeiten kann es sein Bindungsverhalten auf sein Ziel – die Bindungsfigur – auch bei deren Ortswechsel in Verhalten und Intensität neu ausrichten.

Vierte Entwicklungsphase: Entsprechend der Entwicklungstheorie Jean Piagets kann das Kind ab dem zweiten Lebensjahr einfache kognitive »Wenn-dann-Beziehungen« herstellen und als grobe Schemata verinnerlichen. Gleichzeitig ist die Sprache so weit entwickelt, dass Kind und Mutter sich verbal austauschen und »verhandeln« können. Die Bindung ist nun mehr und mehr mental repräsentiert, wodurch das Kind einfache, basale Interaktionen mit der Bezugsperson im Geiste durchspielen und antizipieren kann. Diese Fähigkeiten ermöglichen das Wiedererkennen und das Erstellen kurzfristiger Vorhersagen, zum Beispiel kann das Kind Erwartungen darüber bilden, ob sich die Bezugsperson bei körperlichem Unwohlsein ihm zuwendet und für Entlastung sorgt oder nicht. Durch diese rudimentären Vorstellungen über Schutz und Geborgenheit wird die Bezugsperson zum »sicheren Hafen« des Kindes.

Dieser Entwicklungsschritt wird als »Phase der zielkorrigierten Partnerschaft« beschrieben, die sich vorerst nur auf dyadische Beziehungen bezieht.

Bindungsqualitäten im Kleinkindalter

Die Schlussfolgerungen Bowlbys basieren auf seinen Beobachtungen im klinischen Alltag von lange andauernden Trennungen zwischen Mutter und Kind. Mary Salter Ainsworth widmete sich der Untersuchung kindlichen Erlebens in extrem kurzen Trennungssituationen. In ihrer frühen Feldstudie in Uganda (Ainsworth, 1967) wollte sie die Mutter-Kind-Trennung während des Abstillens untersuchen. Ausschlaggebend dafür war vermutlich die Auffassung Melanie Kleins, dass der Verlust der Mutterbrust der wohl größte Verlust eines

Säuglings sei. Während ihrer Arbeit in Uganda beobachtete Ainsworth in häuslicher Umgebung in zweiwöchigen Abständen die Interaktionen zwischen Mutter und Kind. Sie sprach auch mit den Müttern und stellte fest, dass einige Mütter sehr gut über ihre Kinder Bescheid wussten und auch kleine Nuancen im kindlichen Verhalten adäquat interpretierten. Allerdings beschrieb Ainsworth ebenfalls Mütter, die diese kleinen Differenzen nicht wahrnehmen konnten und weniger adäquat reagierten.

Aus diesen Befunden leitete Ainsworth das Konzept der »Mütterlichen Feinfühligkeit« ab. Mechthild Papoušek (2000) beschrieb viele Jahre später eine Art elterlicher Kompetenz, die zu den »intuitiven Verhaltensformen« gehört. Diese stehen nicht unter bewusster Kontrolle, sind kulturell unabhängig und nicht nur bei Müttern, sondern auch bei Vätern und Nichteltern vorhanden. Diese »intuitiven Verhaltensformen« sind in mikroanalytischen Aufzeichnungen früher Kommunikation zwischen Bezugsperson und Säugling nachweisbar. Kompetente Eltern scheinen schneller und kontingenter auf kindliche Signale zu antworten, und zwar mit einer kurzen Latenz von 200–600 Millisekunden. Papoušek fand heraus, dass schon eine minimale Verzögerung der mütterlichen Reaktionen um wenige Sekunden die intersubjektive Abstimmung – die spezifische Passung – durchbrachen, auch wenn die mütterlichen Reaktionen mimisch und tonlich passend waren.

Karl Gebauer und Gerald Hüther (2001) beschrieben, dass für die frühe Mutter-Kind-Interaktion auch die Vorerfahrungen des Kindes während der Schwangerschaft zu beachten sind. Gegen Ende der Schwangerschaft sind die kindlichen Sinnesorgane so weit ausgereift, dass es die Herztöne der Mutter, Geräusche und auch Stimmen wahrnehmen kann. Dadurch kann es schon pränatal Zeuge von eventuellen Veränderungen der mütterlichen Erregung werden. Ist die Mutter zum Beispiel lang anhaltendem Stress ausgesetzt oder erlebt sie Angst, registriert der Fötus dies über Veränderungen der Blutversorgung und der mütterlichen Herzrate.

Je nachdem, wie diese pränatalen kindlichen Erfahrungen aussehen, bringt das Kind auch eine unterschiedliche Disposition für das Gefühl von Sicherheit und Geborgenheit mit in die Welt. Nach der natürlichen Geburt, die vermutlich für alle Kinder stark verunsichernd, vielleicht sogar traumatisch erlebt wird, sind diese vertrauten Wahrnehmungen von erster großer Bedeutung als Bezugspunkt zur vorherigen Sicherheit im Mutterleib. Dadurch gewinnt der frühzeitige Körperkontakt und dessen Qualität eine wesentliche Bedeutung für die Beruhigung des Kindes. Am Körper herabgleitende Bewegungen und niederfrequente Melodien wirken erregungsmindernd, wohingegen Berührungsreize mit den Fingerspitzen und hohe Stimmlagen eine Erregungssteigerung aufseiten des Kindes erzeugen (Papoušek, 2000).

Aufgrund dieses kindlichen Basisgefühls kann sich das Empfinden der Kinder trotz gleicher äußerer Bedrohungssituationen unterscheiden. Dadurch werden sie wiederum in unterschiedlichem Ausmaß ihre Bedürfnisse äußern. Bei Kindern mit traumatischen pränatalen Erfahrungen kann es somit auch zur Überforderung einer eigentlich kompetent feinfühligen Bezugsperson kommen.

In Ainsworths Studie korrelierte die mütterliche Feinfühligkeit mit den kindlichen Verhaltensweisen. Die Kinder unterschieden sich im Verhalten dahin gehend, dass sichere Kinder weniger schrien, unsichere Kinder dagegen viel sowie eine Gruppe gar kein spezifisches Verhalten gegenüber der Mutter zeigte (vgl. Bretherton, 2002). Erst im Rahmen der Baltimore-Studie wurde das Paradigma der Fremden Situation, eine Laborsituation für Kinder im Alter von einem Jahr, entwickelt. Nach mehrfacher häuslicher Beobachtung von Mutter-Kind-Dyaden wurde das Kind im Labor zwei Trennungssituationen ausgesetzt. Der genaue Ablauf ist bei Mary Main (2001) skizziert (siehe auch Tabelle 1).

Anhand der dafür entwickelten Verhaltenskriterien ließen sich zunächst drei Gruppen von Bindungsmustern differenzieren (ein sicheres und zwei unsichere). Diese drei traditio-

1.	Mutter und Kind betreten das Spielzimmer.	
2.	Sie akklimatisieren sich, und das Kind hat Gelegenheit zur Erkundung des neuen Raumes.	
3.	Eine fremde Person tritt ein und nimmt mit beiden Kontakt auf.	
4.	Die Mutter verlässt den Raum, und die Fremde bleibt mit dem Kind zurück.	1. Trennung
5.	Die Mutter kommt zurück, und die Fremde geht.	1. Wiedervereinigung
6.	Die Mutter geht, und das Kind bleibt allein zurück	2. Trennung
7.	Die fremde Person tritt herein.	
8.	Die Mutter kommt, und die Fremde geht.	2. Wiedervereinigung

Tabelle 1: Das Prozedere der Fremden Situation (nach Ainsworth et al., 1969)

nellen Klassifikationen des kindlichen Verhaltens werden als »organisierte Klassifikationen kindlicher Bindung« bezeichnet (Main, 1990, 2001).

Sichere Kinder: Diese Kinder explorieren nach Betreten eines Raumes sofort aktiv. Verlässt die Mutter den Raum, zeigen sie offenes Bindungsverhalten wie Rufen oder Weinen. Das Kind lässt sich durch die fremde Person nicht beruhigen und sucht beim Wiedereintreten der Mutter sofort körperlichen Kontakt zu dieser, wodurch es sich schnell beruhigen lässt und wieder zu explorieren beginnt. Sichere Kinder können ihre Aufmerksamkeit flexibel auf die Bezugsperson oder auf sie interessierende Dinge lenken.

Unsicher-vermeidende Kinder: Diese explorieren zwar sofort, aber ohne echte affektive Beteiligung. Die Trennungen von der Mutter oder der Kontakt mit der fremden Person erzeugen keine emotionale Regung aufseiten des Kindes. Es beschäftigt sich ohne nennenswerte Unterbrechung mit dem Spielzeug. Bei der Wiedervereinigung und dem Kontakt mit der Mutter scheint es sich in der Körperhaltung zu widersetzen und richtet sein Interesse weiterhin auf das Spielzeug. Dieses Verhalten wurde als »organisierte Aufmerksamkeitsverschiebung« (Main, 2001) interpretiert, also weg von der Angst auslösenden Situation hin zu einem neutralen Reiz.

Trotzdem befinden sich die Kinder zum Zeitpunkt der Trennungssituation in einem Zustand höchster Erregung und unter Disstress. Dennoch ist das vermeidende Bindungsmuster auch als eine Interaktion zu verstehen. Das Kind hat im Laufe der Beziehung gelernt, dass sich, wenn es Bindungsverhalten zeigt, zum Beispiel durch körperliche Berührung, die Mutter zurückzieht und aversiv darauf reagiert. Auch verbale Äußerungen über mangelnde Freude gegenüber der Geburt eines Kindes wurden in Ainsworths Aufzeichnungen beschrieben.

Unsicher-ambivalente bzw. präokkupierte Kinder: Diese Kinder zeigen sofort nach Betreten eines Raumes emotionale Erregung in Form von Ärger oder Unbehagen. Ihr Interesse, zu explorieren, ist eingeschränkt oder gar nicht vorhanden. Bezüglich der fremden Person zeigen sie Angst oder ärgerlichen Widerstand. Bei Wiedervereinigung mit der Mutter suchen sie zwar Kontakt zur Mutter, lassen sich durch diese aber nur in Maßen trösten oder zeigen auch Ärger und Wut gegenüber der Mutter.

Ainsworth unterscheidet hierbei noch einmal zwei Subkategorien: eine eher *passiv-kindliche Reaktionsweise* und eine eher *ärgerliche, quengelige.*

Die Organisation dieses Bindungssystems ist durch eine Aufmerksamkeitsfokussierung auf die Mutter gekennzeichnet. Die Mütter dieser Kinder scheinen weniger ablehnend, dafür aber ungeschickt im körperlichen Kontakt. Ihre Reaktionen erscheinen unberechenbar. Das Desinteresse am Spielzeug ist somit als eine Überbeschäftigung mit der Mutter zu verstehen.

Auch wenn sich die Verhaltensweisen und die Aufmerksamkeit – flexibel, verschoben oder fokussiert – der drei Gruppen unterscheiden, sind sie innerhalb der Gruppen konsistent und ausgehend von den kindlichen Fähigkeiten und den äußeren Bedingungen als eine adaptive Strategie zu betrachten, das heißt, die Verhaltensweisen reflektieren ein Muster, das sich für die Kinder als das anpassungsfähigste in Bezug auf die Regulation der Bindungsbedürfnisse und der dazugehörigen Affekte erwiesen hat.

Da einige Kinder den oben genannten Beschreibungen nicht zugeordnet werden konnten, wurde später eine Zusatzklassifikation eingeführt. Mary Main und Judith Solomon (1986) konnten typische Muster bei diesen Kindern identifizieren und bezeichneten diese Kinder als »desorganisiert«. Diese Kinder ließen sich in der Art charakterisieren, dass sie zwar nach der Trennung eine Wiedervereinigung andeuteten, aber beispielsweise auf halbem Weg ihre Richtung ins Entgegengesetzte veränderten und darüber den Abstand zur Mutter sogar vergrößerten. Neben stereotypen Verhaltensweisen werden auch Bewegungen beschrieben, die scheinbar mitten im Ablauf erstarren (»freezing«). Als Erklärung dafür nimmt man an, dass das Kind bei Aktivierung des Bindungssystems nicht auf eindeutige Verhaltensstrategien im Bindungsverhalten zurückgreifen kann.

Da die Stresswerte der desorganisierten Kinder denen der unsicher gebundenen (also der unsicher-vermeidenden und der unsicher-ambivalenten) Gruppe vergleichbar sind, werden sie auch dieser Gruppe zugeordnet (Spangler & Grossmann, 1993). Dieses Muster kommt überzufällig in klinischen und in Risikogruppen vor sowie bei Kindern, deren Eltern traumatische Erfahrungen erlebten (Main & Hesse, 1990). Nicht zuletzt deshalb wird die desorganisierte Bindung als »hoch unsichere« Bindung bezeichnet. Diese wiederum ist abzugrenzen von Bindungsstörungen, die häufig im Kontext schwerer Deprivation und Vernachlässigung bzw. Misshandlung beobachtbar sind. In der ICD-10 werden reaktive Bindungsstörungen (die sich beispielsweise in ängstlichem, hypervigilantem oder autoaggressivem Verhalten äußern) und Bindungsstörungen mit Enthemmung (mit zu diffusem und wenig exklusivem Bindungsverhalten) unterschieden.

Die Bindungsstörungen sind, wie das Bindungsverhalten, besonders deutlich in Trennungssituationen zu beobachten. Ute Ziegenhain (2009) beschreibt dies beispielhaft:

Ein zwölfjähriges Mädchen in der Kinderpsychiatrie steht neben der Mutter, als die Untersucherin den Raum betritt. Das Kind reagiert verunsichert, schaut ängstlich, wimmert und entfernt sich mit ängstlichem Ausdruck von den erwachsenen Personen, lehnt die Stirn an die Wand und erstarrt. Dies wäre eine Manifestation einer reaktiven Bindungsstörung.

In einem weiteren Beispiel wird ein Junge in der Notaufnahme einer Kinderklinik beschrieben, der wegen einer schwerwiegenden Verletzung stationär aufgenommen werden muss. Er akzeptiert dies und reagiert kaum auf die Abschiedsumarmung der Mutter. Stattdessen klammert er sich extrem an die aufnehmende Krankenschwester, umarmt diese und fragt, ob sie nun seine Mutter sein könne. So kann sich eine Bindungsstörung mit Enthemmung zeigen.

Die Rolle des Vaters in der Bindungsentwicklung

Nicht nur die Bindungstheorie belegt, dass die Interaktion mit dem Vater auch für Säuglinge und Kleinkinder eine bedeutende Rolle spielt. Das Kind scheint unabhängig von der Häufigkeit der Interaktionen mit dem Vater eine intensive Bindung zu diesem entwickeln zu können. Auch Väter sollten als Bezugsperson bestimmte Bedingungen bzw. Anforderungen erfüllen: Verfügbarkeit, Feinfühligkeit gegenüber den Bedürfnissen des Kindes und die Möglichkeit zur Entspannung des Kindes in seiner Nähe.

Die Studien der frühen Bindungsforschung in den siebziger Jahren sind weitestgehend noch von einer klassischen Rollenverteilung geprägt, in der überwiegend die Mütter die häusliche Pflege übernahmen. Wie oben erwähnt, vermutete

Bowlby bezogen auf das Monotropieprinzip, dass Kinder in den ersten Jahren dazu neigen, nur *eine* besonders tief gehende Beziehung zu entwickeln, vornehmlich zur Mutter. Diese Auffassung wurde später auch von ihm selbst korrigiert.

Karin Grossmann und Klaus E. Grossmann (2004, S. 219) beschrieben bei einjährigen Kindern eine beobachtbare Bindung zum Vater. Auch Ainsworth stellte bei ihrer Arbeit in Uganda fest, dass Kinder trotz der häufigen Abwesenheit der Väter eine Bindung zu diesen entwickelten. Eine Bindung des Kindes an den Vater kommt dann weniger durch die Häufigkeit, sondern eher durch eine besondere Qualität der Vater-Kind-Interaktion zustande (Ainsworth, 1967, S. 353).

Grossmann und Grossmann nennen fünf Kriterien, die auf das Bestehen einer Bindung schließen lassen:

1. Das Kind nutzt eine Bindungsperson als »sicheren Hafen« in fremder oder bedrohlicher Umgebung als Rückzugs- oder Fluchtpunkt.
2. Es protestiert gegen eine reale oder fantasierte Trennung und zeigt eine emotionale Erregung, die am besten durch die engste Bezugsperson beruhigt werden kann.
3. Gleichzeitig ermöglicht die durch die Bezugsperson vermittelte Sicherheit auch die Basis zur Exploration.
4. Wendet sich die Bezugsperson einem anderen Kind zu, reagiert es mit Eifersucht.
5. Fehlen diese Anzeichen allesamt, besteht wahrscheinlich keine Bindung zu dieser Bezugsperson.

Auch wenn heute in der Fürsorge und Pflege der Kinder eine Emanzipation des Mannes begonnen hat, gibt es nur wenige Kulturen, in denen der Vater voll und ganz die Rolle des Fürsorgers einnimmt. Deshalb ist anzunehmen, dass sich die Vater-Kind-Interaktion von der Mutter-Kind-Interaktion unterscheiden wird. In der Fremden Situation zeigten zwar alle Kleinkinder eine Bindung zum Vater und auch der Anteil an sicheren Bindungen war mit denen der Mutter-Kind-Bindung vergleichbar (Steele et al., 1996), dennoch scheint eine Vorhersage der Bindung auf der Grundlage der feinfühligen Fürsorge nicht in einer Weise möglich zu sein, wie dies für Mütter gilt. Eine Mutter fungiert in der Fremden Situation mehr als ruhender Pol, und zwar mit der Option, dahin zurückkehren zu können. Väter hingegen scheinen in der »Spielbeziehung« (oder bei der Vermittlung von Kulturtechniken) eine aktivere, anleitende Rolle einzunehmen.

Es kristallisierte sich heraus, dass eine Differenzierung des relativ globalen Konzepts der Feinfühligkeit in eine Feinfühligkeit bei *Bedrohung der Sicherheit* des Kindes und in eine Feinfühligkeit während des *Explorationsverhaltens* sinnvoll erscheint (van den Boom, 1997). Karin und Klaus E. Grossmann (2004) fanden im Rahmen der eigenen Längsschnittstudie einen Zusammenhang zwischen dem gemeinsamen, kooperierenden Spiel einer Mutter und ihrem Zweijährigen und der mütterlichen Feinfühligkeit im Alter von zehn Monaten, wenn das Kind aufgrund zunehmender motorischer Fähigkeiten beginnt, seine Umwelt zu erkunden. Hingegen ergab sich kein Zusammenhang zwischen dem gemeinsamen Spiel mit dem Zweijährigen und der Feinfühligkeit im Alter von zwei und sechs Monaten, wo vorrangig die mütterliche Reaktion auf Bindungsverhaltensweisen erhoben wird. Auch die mütterliche Feinfühligkeit bei Dreijährigen während einer Spielsituation und die intellektuelle Kompetenz der Kinder im Alter von sieben Jahren ergaben einen signifikanten Zusammenhang (Schildbach et al., 1995).

Das heißt, dass mit zunehmendem Alter des Kindes und der Entwicklung seiner explorativen Fähigkeiten das Bindungssystem wie auch das Explorationssystem und eine darauf ausgerichtete Feinfühligkeit in der Eltern-Kind-Interaktion eine Rolle spielen. Da beide Systeme stetig miteinander interagieren, ergab sich die Notwendigkeit einer differenzierenden Ausrichtung der Erhebungsverfahren entweder auf eine Sicherheitsbedrohung etwa durch imaginative oder reale Trennungssituationen oder aber eine auf Sicherheit basierende reale Spielsituation. Daraufhin wurde für das Konzept der Spielfeinfühligkeit eine »Messskala für feinfühlig herausforderndes Interaktionsverhalten erwachsener Spielpartner im Zusammenspiel mit einem Zweijährigen« entwickelt (Grossmann & Grossmann 2004, S. 210).

Karin und Klaus E. Grossmann (ebd.) charakterisieren die Spielfeinfühligkeit als ein grundlegendes Halten, Begleiten und Führen des Kindes zu altersadäquaten Herausforderungen. Dieses geschieht im Rahmen einer wertschätzenden Interaktionsatmosphäre und einer stützenden Struktur unter Beachtung aller Mitteilungen des Kindes, deren adäquaten Interpretation sowie einer angemessenen und prompten Reaktion darauf. Mit obiger Messskala wird somit die Unterstützung des Explorationsverhaltens durch die Bezugsperson, aber auch die Bereitschaft des Kindes zum Spielen erfasst, wodurch sie letztlich die Gemeinsamkeit beider beim Spiel abbildet.

Mangelnde Spielfeinfühligkeit drückt sich beispielsweise in rigiden Vorschriften und Reglementierungen oder im Desinteresse aus. Studien zur Spielfeinfühligkeit ergaben, dass Väter als interessanter Interaktionspartner vom Kind wahrgenommen werden, da sie andere, aufregendere Dinge tun als die Mutter üblicherweise mit dem Kind (Feldman, 2000). Er leitet das Kind zur Exploration an und fordert zur Neugierde in Bereichen auf, die für das Kind allein zu gefährlich wären (Harkness & Super, 1992) und die sich das Kind letztlich auch nur mit seiner Unterstützung zutraut (Murphy, 1997). Dadurch erlernt es basale Überlebensstrategien, etwa angsterregende Situationen zu bewältigen. Väter fördern somit die Entwicklung der Selbstständigkeit eines Kindes und vermitteln ihm Modelle von familiären wie auch außerfamiliären Beziehungsmustern (Shulman & Seiffge-Krenke, 1997). Ein längsschnittlicher Überblick der Daten der Väter, die einmal parallel und einmal separat zu den Müttern hinsichtlich der Spielfeinfühligkeit untersucht wurden, zeigte die Verhaltenssysteme von Bindung und

Spiel in einem engeren Zusammenhang als bei den Müttern (Grossmann & Grossmann, 2004).

Engagierte, insbesondere alleinerziehende Mütter (Niepel et al., 1994) scheinen diese Aspekte mit zu übernehmen und den fehlenden Part des Vaters auszugleichen. Es wird zukünftig empirisch zu prüfen sein, ob auch alleinerziehende Väter den sonst der Mutter zugeschriebenen Part des ruhenden Pols gleichfalls übernehmen können. Die komplementären Funktionen – die mütterlich-schützende Nähe und die väterliche Förderung der kindlichen Neugier – sind beide unbedingt notwendig für die Entwicklung der Fähigkeit, zu anderen Kindern und älteren Personen Beziehungen aufnehmen zu können.

Zusammengefasst zeigt sich auch in der Bindungsforschung, was sich in der entwicklungspsychologischen Forschung zum väterlichen Verhalten generell zeigt, dass dem Vater offenbar eine Funktion bei der Entwicklung von Autonomie (und Exploration) zukommt und dass dies eine wichtige Funktion ist, die auch durch die insgesamt im Durchschnitt deutlich geringere Kontaktzeit des Vaters mit dem Kind nicht geschmälert wird, vorausgesetzt, diese Funktion wird nicht durch ein zu ausgeprägtes »gate keeping« der Mutter eingeschränkt. Väter sind den entwicklungspsychologischen Studien zufolge eher Begleiter und Unterstützer bei Erkundungen und Explorationen, weswegen das Engagement in einer gemeinsamen Spielsituation für die Erforschung der Vater-Kind-Beziehung insgesamt sinnvoller ist.

Längsschnittliche Untersuchungen, wie jene von Grossmann und Grossmann (2004), konnten nachweisen, dass neben dem Feinfühligkeitsverhalten der Mutter in unseren Kulturkreisen das Spielfeinfühligkeitsverhalten des Vaters von prädiktiver Bedeutung für die spätere Bindung ist und dass es auch Zusammenhänge gibt zwischen den inneren Arbeitsmodellen von Bindung des Vaters und der Qualität der Vater-Kind-Bindung. Marinus van IJzendoorn und Marianne de Wolff (1997) haben dies in einer Metaanalyse zeigen können.

Bindungsqualitäten im weiteren Entwicklungsverlauf

Ein Fokus der Bindungsforschung richtet sich auf die Frage, inwieweit aus dem frühen Verhalten in der Fremden Situation Vorhersagen getroffen werden können für das spätere Kindesalter. Da das Bindungsverhalten im Alter von sechs Jahren nicht mehr so offen beobachtbar ist, mussten andere Methoden entwickelt werden, um die interne Bindungsrepräsentanz erheben zu können. Henry G. Hansburg (1972) beispielsweise entwickelte den Separation Anxiety Test (SAT), der verbale Reaktionen des Kindes auf imaginative Trennungssituationen von den Eltern erfasst.

Der ursprüngliche SAT beinhaltet nur sechs Fotografien, die sich hinsichtlich des Schweregrades der Trennungssituationen in drei mittlere und drei schwere Situationen einteilen lassen. »Leichte« Trennungen beziehen sich zum Beispiel auf die kurze Trennung von den Eltern am Abend. Länger andauernde Trennungen zwischen Eltern und Kind wurden als »schwere« Trennungssituationen eingestuft.

Für diesen ursprünglichen Test entwickelte Nancy Kaplan (1987) ein Analysesystem, nach dem die Antworten anhand der Transkripte ausgewertet wurden. Sichere Kinder äußerten sich beispielsweise offen darüber, welche Gefühle das abgebildete Kind haben könnte. Auch im sprachlichen Diskurs zwischen Mutter und Kind scheint sich das bei sicheren Kindern widerzuspiegeln. So wurden bei videografierten Gesprächen zwischen Mutter und Kind (Strage & Main, 1985; Main, 1995) die sicheren Kinder aus der Fremden Situation als offener und flüssig im Gespräch beschrieben. Auch in der Bielefelder Längsschnittstudie (Grossmann/Grossmann, 2004) gaben sich sicher gebundene Kinder offener, berichteten emotionaler über Trennungssituationen und beschrieben die Mitglieder ihrer Familie detaillierter, individueller und weniger stereotyp als unsicher gebundene.

Als unsicher-vermeidend klassifizierte Kinder im Alter

von sechs Jahren benannten auf Trennungsbilder zwar auch Gefühle, sie fanden aber keine Lösungsmöglichkeiten zur Aufhebung der imaginativen Trennung. In den Gesprächssituationen gaben diese Kinder quasi nur Antworten auf Fragen der Bezugsperson und vermieden Blickkontakt, wobei sie häufig auch den ganzen Körper abwendeten. Main (2002) bezeichnet diese Eltern und Kinder als »Gesprächsminimalisten«. Die wenigen ambivalent gebundenen Kinder in Kaplans Studie im Alter von sechs Jahren zeigten eher eine Überbetonung von Emotionen, die vermutlich aber weniger erlebt, sondern eher »in Szene« gesetzt werden.

Bindungsrepräsentationen in der Präadoleszenz und Adoleszenz

John Bowlby ging davon aus, dass sich die inneren Arbeitsmodelle von Bindung in den ersten fünf bis sechs Lebensjahren im Wesentlichen aufgebaut und verfestigt haben. Die daraus resultierenden Grundschemata gewinnen stetig an Stabilität, wodurch es in späteren Altersphasen immer schwieriger werde, diese zu verändern (vgl. Zimmermann, 2002). Schulkinder und Adoleszente besitzen somit schon ein recht stabiles »inner working model«, in dem je nach Bindungserfahrungen die Vorhersagbarkeit, die Zuneigung und die Erreichbarkeit der Bindungsfigur verankert sind und je nach der Qualität der spiegelnden Selbstobjekterfahrungen die eigene Person als eine Zuneigung und Liebe verdienende Person abgebildet ist.

Kinder in dieser Altersspanne benötigen nach Bowlby (1983) bei Bedrohung nicht mehr zwingend die körperliche Nähe zur emotionalen Beruhigung. Bindungsverhalten manifestiert sich nunmehr in der Art und Weise der Kommunikation über die eigene Befindlichkeit (Zimmermann & Becker-Stoll, 2001). In Bedrohungssituationen nutzen sie immer öfter ihr Wissen über die psychische Verfügbarkeit einer primären Bindungsperson zur Selbstregulierung und Selbststeuerung.

Die Kinder beginnen, erste eigene autonome Schritte zu gehen, Regeln anzuwenden und eigene konstruktive Lösungen zu entwickeln, worüber sie erste eigene Bewältigungs- und Lebensstrategien verinnerlichen.

Trotz der allmählichen Loslösung von den Eltern bedürfen die Kinder der Eltern noch immer als Schutzfunktion in belastenden Situationen, in denen sie ab und zu auch noch reale körperliche Nähe brauchen. Sie befinden sich in einer »zielkorrigierten Partnerschaft«, »in der beide Partner ihre Vorstellungen kundtun und mit dem anderen über abweichende Vorstellungen verhandeln können« (Grossmann, 1995). Deshalb ist es den Kindern nach anfänglich ausschließlich dyadischer Ausrichtung nun auch möglich, Bindungen gegenüber Triaden und sogar gegenüber Gruppen entwickeln zu können. Die bisher starren Bindungsstrukturen weichen allmählich auf und beziehen andere Bezugspersonen im Rahmen von Freundschaftsbeziehungen und später Liebesbeziehungen ein. Allerdings haben nur wenige Beziehungen zu Gleichaltrigen den Charakter einer Bindungsbeziehung (Ainsworth & Eichberg, 1991; Zimmermann, 2002). Die Eltern-Kind-Beziehung bleibt vorerst die primäre Quelle in Bezug auf Fürsorge und Sicherheit in der Selbstständigkeitsentwicklung für die Kinder (vgl. Zimmermann, 2002). Erst später nehmen andere Partnerschaften diesen Platz ein.

Jugendliche nach dem zwölften Lebensjahr sind nunmehr fähig, ihre Beziehungserfahrungen in einer Art »meta-monitoring« (Kobak & Cole, 1995) stetig zu prüfen und zu bewerten und ihre Eltern nicht mehr nur als reine Autoritäten zu betrachten, sondern als Individuen mit Fehlern und Schwächen (Zimmermann & Becker-Stoll, 2001). Dadurch treten in diesem Alter individuelle Unterschiede zwischen den Jugendlichen und ihren Eltern deutlicher hervor (Zimmermann, 2002), sodass neben konstruktiven Verhandlungen zwischen den Jugendlichen und ihren Eltern auch Rebellion und Absonderung zu beobachten sind. Allesamt betrachtet Bowlby als gesunde Formen der Individualisierung (vgl. Zimmermann, 2002).

Befunde zu Bindungsrepräsentanzen in diesem Altersbereich beruhen teils auf semiprojektiven Verfahren wie Geschichtenergänzungen, Puppenspiele (Gloger-Tippelt, 2001) oder dem oben genannten Separation Anxiety Test (Hansburg, 1972; Klagsburn & Bowlby, 1976). Ab einem Alter von zehn Jahren werden auch Interviews (Abwandlungen des AAI) und Fragebogen eingesetzt.

Aktuelle Forschungen für dieses Lebensalter beziehen sich auf den Einfluss von Bindungserfahrungen auf Bewältigungsstrategien, Entwicklung und Erhalt des Selbstwertes sowie auf die Gestaltung von Beziehungen zu Gleichaltrigen und zu den Eltern (Zimmermann & Becker-Stoll, 2001). Hermann Scheuerer-Englisch (1989) untersuchte Zehnjährige mit einem Interview im häuslichen Umfeld. Je verschlossener ein Kind auf das Interview reagierte, desto eher stellte es im Gespräch auch eine unsichere Verhaltensstrategie im Umgang mit Alltagsproblemen dar. Besonders Jungen mit einer unsicheren Bindungsrepräsentation zeigten mehr Verhaltensauffälligkeiten (Tics, Nervosität, Aggressionen) als jene mit einer sicheren Repräsentation.

Peter Zimmermann (2001) fand hinsichtlich der Problembewältigung bei sicher gebundenen Jugendlichen »signifikant mehr aktive und weniger vermeidende oder problemleugnende Bewältigungsstrategien« als bei unsicher gebundenen. Unsicher gebundene Jugendliche sollen sich nach Zimmermanns Interpretation eher aus Problemsituationen zurückziehen und eher zu einer pessimistischen Bewertung solcher neigen.

In einer eigenen Studie zur Problemwahrnehmung bei neun- bis elfjährigen Kindern einer klinischen Stichprobe (Schwark et al., 2000) ergab sich, dass ambivalent gebundene Kinder die meisten Schwierigkeiten bezogen auf familien- und ich-bezogene Probleme angaben, gefolgt von den als sicher klassifizierten und vermeidend gebundenen Kindern. Dieses Ergebnis legt nahe, dass der Umgang mit Problemsituationen maßgeblich durch deren Wahrnehmung beeinflusst wird. Es scheint eher so zu sein, dass unsicher-vermeidende Kinder

Probleme weniger wahrnehmen, da sie jene eher verdrängen bzw. verleugnen und dadurch andere Problemlösungsstrategien nicht notwendig werden. Unsicher-ambivalent gebundene Kinder hingegen scheinen aufgrund einer sensibleren Wahrnehmung ein Übermaß an Problemen zu registrieren und infolge einer Überforderungssituation weniger konstruktive Lösungen entwickeln zu können. Im Gespräch gaben die ambivalent-gebundenen Kinder im Vergleich zu den sicheren und den vermeidenden Kindern signifikant weniger nachvollziehbare und verständliche Antworten. Sie antworteten sehr häufig weitschweifig und sehr detailliert, wobei die Darstellungen in ein Für und Wider mündeten. Sie schienen sich in den eigenen Gedanken zu verstricken.

In der Bielefelder Längsschnittstudie berichteten Jugendliche mit einer sicheren Bindungsrepräsentation, dass in ihren Freundschaften bzw. ihren Vorstellungen darüber Vertrauen wichtig sei (Zimmermann, 2002). Erst diese ermögliche es, sich in Freundschaften wohlzufühlen, über belastende Ereignisse berichten und letztlich von Freunden Unterstützung erhalten zu können. Sie beschreiben stabile Freundschaftsnetze mit regelmäßigen Kontakten. Eine Gruppe von ihnen berichtete auch über gegengeschlechtliche Liebesbeziehungen von mindestens drei Monaten Dauer. Je sicherer die Bindungsrepräsentation der Jugendlichen war, desto mehr waren die Beziehungen von emotionaler Offenheit und von Unterstützung geprägt (Zimmermann, 2002).

Kontinuität der Bindungsqualitäten

In den vorangegangenen Kapiteln wurden die empirischen Befunde hinsichtlich Bindungsqualitäten entsprechend den altersgemäßen Veränderungen beschrieben sowie deren Einfluss auf verschiedenste Bereiche des Lebens. Eine ebenso wesentliche Forschungsfrage in der Bindungstheorie richtet sich auf die Kontinuität von Bindungsqualitäten, also darauf, ob die einmal gefestigte Bindungsqualität in der jeweiligen Form bestehen bleibt oder ob diese durch Veränderungen in den späteren Eltern-Kind-Interaktionen oder anderen Kontexten in eine andere transformiert werden.

Inge Bretherton (2001) geht davon aus, dass sich bei entsprechender Beständigkeit der Bindungserfahrungen sowie einer angemessenen Spiegelung innerhalb der Mutter-Kind-Interaktion bei sicheren Kindern parallel zum Bindungsmodell Vorstellungen über ein positives und kompetentes Selbst entwickeln. Unsichere Bindungsmuster bedeuten hingegen die Verinnerlichung eines inkompetenten und entwerteten Selbst.

Im Jahr 1977 begann Mary Main mit ihrer Forschungsgruppe das »Berkeley Social Development Project« in der Bay Area und begleitete die Kinder beginnend im Alter von zwölf Monaten bis zum 19. Lebensjahr (Grossmann & Grossmann, 2004). Ihr großes Verdienst lag in der Weiterentwicklung der methodischen Erfassung auf der Ebene der mentalen Repräsentation.

Eine weitere Längsschnittuntersuchung – die bis heute weitergeführt wird – wurde ebenfalls in den frühen siebziger Jahren von Alan Sroufe, Byron Egeland und Martha Farrell Erickson und ihrer Forschergruppe in Minneapolis begonnen. Deren wesentlicher Beitrag – so Sroufe (2000) – bezieht sich auf den Einfluss der Qualität der Mutterbindung auf das Selbstwertgefühl des Kindes und auf die Beziehungen zu Gleichaltrigen und anderen Personen. Unsichere Bindungen zur Mutter in den ersten zwei Lebensjahren führten mit höherer Wahrscheinlichkeit bis zum Jugendalter zu mehr Schwierigkeiten und Verhaltensproblemen im Umgang mit Gleichaltrigen und anderen. Unsicher gebundene Kinder wiesen im Jugendalter eher eine Angststörung auf als sicher gebundene (Warren et al., 1997). Die einzigen Langzeitstudien in Deutschland sind die Regensburger und die Bielefelder Studie (Grossmann et al., 1989, 1991).

Mehrere Forschungen – siehe etwa Main und Cassidy (1988) sowie Grossmann und Grossmann (2004) – belegen eine beachtliche Kontinuität der Bindungsklassifikation von über 80 Prozent zwischen der Fremden Situation im ersten bis zum Verhalten im sechsten Lebensjahr. Auch im Umgang mit Emotionen konnten Mary Main, Jude Cassidy und Nancy Kaplan (1985) mittels der Fragen des SAT bei den sicher gebundenen Kindern im Alter von zwölf Monaten und der emotionalen Offenheit und dem konstruktiven Lösen im Alter von sechs Jahren eine Kontinuität zeigen.

Befunde aus der Bielefelder Längsschnittstudie bei Zehnjährigen belegen, dass in diesem Alter immer noch eine deutliche Stabilität der Bindungsorganisation besteht. Die Autoren konnten einen signifikanten Zusammenhang zwischen Bindung, gemessen mit dem AAI, um das zehnte Lebensjahr und der Bindung an die Mutter mit zwölf Monaten zeigen (Scheuerer-Englisch, 1989; Zimmermann, 2002). Sicher gebundene Kinder hatten Zugang zu ihren Gefühlen und waren generell flüssiger in ihrem Antwortverhalten, hatten häufiger ein festes Freundschaftsnetz, häufiger einen besten Freund bzw. eine feste Freundin und weniger Probleme mit Gleichaltrigen als unsicher gebundene Kinder.

Nicht eindeutige Ergebnisse zeigten sich allerdings ebenfalls. So konnte »kein signifikanter Zusammenhang der Bindungsrepräsentation der 16-jährigen Jugendlichen zu ihrer Bindungsqualität zur Mutter mit 12 Monaten oder zu ihrer Bindungsqualität zum Vater mit 18 Monaten« (Zimmermann, 2002, S. 212) gefunden werden. Hingegen ergab »eine Analyse der Zusammenhänge der Bindungsorganisation mit zehn Jahren zur Bindungsrepräsentation der Jugendlichen mit 16 Jahren, daß die Bindungsrepräsentation bei Jugendlichen durch die Repräsentation der Kinder bezüglich der emotionalen Verfügbarkeit und der Unterstützung der Eltern vorhersagbar ist« (ebd.).

Es zeigt sich somit einerseits keine durchgängige Kontinuität vom Kleinkindalter zum Jugendalter. Andererseits wird aber deutlich, dass die Repräsentation der Eltern bei Zehnjährigen »Vorläufer der Qualität der Bindungsrepräsentation im Jugendalter sind« (ebd.). Ein Teil der diskrepanten Befunde dieser Studie konnte durch die erfassten Risikofaktoren erklärt werden: Anlässe wie Trennung der Eltern, Zurückweisung durch beide Eltern sowie psychische oder schwere, lebensbedrohliche Erkrankung der Eltern führten zur Entwicklung einer unsicheren Bindungsrepräsentation.

Aufgrund dieser Ergebnisse beschreibt Peter Zimmermann (ebd.) die Kontinuität der Bindungsorganisation und der Bindungsrepräsentation, aber auch den Einfluss von aktuellen Erfahrungen mit dem »Bild gesetzmäßiger Kontinuität und Diskontinuität«.

Neben den deutschsprachigen Studien gibt es weitere Längsschnittuntersuchungen, bei denen der Verlauf von Bindungsmustern von der frühen Kindheit an (erstes oder zweites Lebensjahr) bis ins frühe Erwachsenenalter (18.–23. Lebensjahr) beobachtet wurde (Lewis et al., 2000; Sroufe et al., 2005; Waters et al., 2000). Dabei wurden Bindungsmerkmale jeweils mit dem »Fremde-Situations-Test« und letztmalig mit dem AAI erhoben. Über den etwa zwanzigjährigen Zeitraum hinweg wurden Übereinstimmungen in den traditionellen Bindungskategorien von höchstens 64 Prozent (Waters et al., 2000) und hinsichtlich der Unterscheidung sichere versus unsichere Bindung von höchstens 77 Prozent gefunden (Hamilton, 2000). Andere Studien fanden keine signifikanten Zusammenhänge (Lewis et al., 2000; Sroufe et al., 2005). Das heißt also: Spätere Erfahrungen inklusive Lebensereignisse können das Bindungssystem in Richtung von mehr Sicherheit, aber auch mehr Unsicherheit verändern.

Übereinstimmend konnten in den Studien kritische Lebensereignisse identifiziert werden, welche die Fürsorge durch Bindungsfiguren bzw. die gefühlte Sicherheit der Kinder beeinträchtigten und Veränderungen in Richtung Bindungsunsicherheit aufklären konnten. Solche kritischen Lebensereignisse waren der Verlust eines Elternteils, die Scheidung/Trennung der Eltern, eine lebensbedrohliche Erkrankung eines Elternteils, eine psychiatrische Erkrankung eines Elternteils und sexueller oder körperlicher Missbrauch während der Kindheit.

Auch wenn berücksichtigt werden muss, dass in diesen Studien entsprechend dem Lebensalter der Untersuchungsteilnehmer unterschiedliche Instrumente zur Erhebung von Bindung eingesetzt wurden und somit fehlende Übereinstimmungen im Bindungsmuster über die Zeit hinweg sicher auch auf Spezifika der Messmethoden zurückzuführen sind, so weisen doch die gefundenen theoriekonformen Prädiktoren für Veränderungen im Bindungsmuster darauf hin, dass tatsächlich beträchtliche »wahre« Veränderungen stattfanden.

Weniger eindeutig ist die Ergebnislage zu Veränderungen von Bindungsmustern über relativ kurze Zeiträume hinweg. Wie ein Vergleich zwischen Stabilitäts- und Reliabilitätsparametern nahelegt, kann bei den meisten Untersuchungen tatsächlich vom Auftreten »wahrer Veränderungen« in den Bindungsmustern ausgegangen werden. Darüber hinaus zeigt sich recht konsistent, dass die Gruppe der sicher gebundenen Personen jeweils die höchste Stabilität im Bindungsmuster aufweist (77–96 Prozent), gefolgt von der vermeidenden (54–79 Prozent) und der ambivalenten Gruppe (27–45 Prozent).

Eine genauere Betrachtung der Studien ergibt zudem, dass kein vermehrter Wechsel zwischen den beiden unsicheren Bindungsgruppen besteht, sondern ein Wechsel von unsicherer hin zu sicherer Bindung, sodass zum jeweils zweiten Messzeitpunkt in den meisten Studien insgesamt mehr Personen als bindungssicher eingestuft wurden. Dieses Ergebnis kann derzeit nicht klar interpretiert werden. Im Falle von Fremdeinschätzungen erscheint es generell fraglich, ob mit in relativ kurzem Zeitabstand durchgeführten Interviewverfahren, bei denen die Kohärenz der Antworten und Schilderungen eine wesentliche Rolle für die Auswertung spielen, überhaupt »wahre Veränderungen« im

Bindungsmuster erfasst werden können. Eventuell ergibt sich eine höhere Kohärenz (und damit der Rückschluss auf höhere Bindungssicherheit) allein schon daraus, dass zum wiederholten Male dieselben Fragen gestellt und entsprechende Antworten gegeben werden.

Bei Selbsteinschätzungsverfahren wiederum könnten Tendenzen der sozialen Erwünschtheit das Antwortverhalten gerade zum zweiten Messzeitpunkt beeinflussen, wenn man davon ausgeht, dass die untersuchten Personen über die Fragen und ihre Antworten noch weiter nachdenken. Mehr Klarheit in diese Validitätsproblematik könnten Studien bringen, die nicht nur das Auftreten von Veränderungen in Bindungsmustern analysieren, sondern auch Prädiktoren identifizieren, durch die solche Veränderungen bindungstheoretisch stimmig aufgeklärt werden können. Zwar gibt es Studien, bei denen solche Prädiktoren gefunden wurden, wie etwa bei Jugendlichen ein »Familien-Armutsstatus« (Allen et al., 2004) oder ein Maß für Identitätsdiffusion (Zimmermann & Becker-Stoll, 2001), doch die Anteile aufgeklärter Veränderung waren eher gering und in vielen Untersuchungen konnten die Hypothesen zu Veränderungsprozessen nicht oder nur teilweise belegt werden.

Zusammenfassend kann gesagt werden, dass zumindest die Untersuchungen der Kontinuität vom Kleinkind- bis ins Jugendalter gezeigt haben, dass eine Tradierung der Bindungsrepräsentanz stattfindet, also eine Weitergabe der Bindungsmuster der Eltern an die Kinder. Die Bindungstheorie liefert somit einen theoretischen Rahmen und mit dem Konzept des internalen Arbeitsmodells die Möglichkeit, die Entwicklung verschiedener Lebenswege zu beschreiben und zu erklären (Zimmermann, 2002). Betrachtet man die Kontinuität (vgl. etwa Carlson & Sroufe, 1995) als transaktionalen Prozess, der sich durch aktive Beteiligung an der Selbstregulierung von Organismus und Umwelt entwickelt, erweisen sich Kinder immer als aktiv an der Konstruktion ihrer eigenen Erfahrungen beteiligt.

Methoden zur Erhebung von Bindungsmerkmalen

Hinsichtlich der bindungstheoretischen Forschung bei Erwachsenen haben sich zwei Traditionen weitgehend unabhängig voneinander herausgebildet, die sich sowohl in Bezug auf ihre Messmethoden als auch ihre Fragestellungen unterscheiden: einerseits die Tradition der Fremdeinschätzungsverfahren (vor allem projektive und Interviewverfahren), die vorwiegend von entwicklungspsychologischen Forschern entwickelt und angewandt wurden; andererseits die selbsteinschätzungsbasierten Fragebogenverfahren, die üblicherweise in der Sozial- und der Persönlichkeitspsychologie verwendet werden (Kirchmann & Strauß, 2008).

Innerhalb der gegenwärtigen klinischen Erwachsenenbindungsforschung vermischen sich diese beiden Traditionen.

Im Bereich der Fremdeinschätzungsverfahren spielt das oben bereits erwähnte Adult Attachment Interview (Main et al., 1985) eine herausragende Rolle. Nicht nur, dass mit der Entwicklung dieses Verfahrens die Erwachsenenbindungsforschung überhaupt erst begann, es ist auch nach wie vor international das mit Abstand am häufigsten verwendete bindungstheoretische Fremdeinschätzungsverfahren und dient anderen bindungsdiagnostischen Instrumenten häufig als Validitätskriterium (Adult Attachment Projective, AAP, George & West, 2001; Adult Attachment Behavior Q-Sort, AABQ, Wampler et al., 2004; Current Relationship Interview, CRI, Owens et al., 1995).

Für den Bereich der ungleich ökonomischeren Selbsteinschätzungsverfahren, deren Spektrum von einfachen Ein-Item-Prototypenbeschreibungen der klassischen Bindungstypen bis hin zum komplexen Multi-Item-Fragebogen reicht, wurden im englischsprachigen Raum methodische Arbeiten publiziert (Fraley et al., 2000; Stein et al., 2002), in denen Probanden mehrere Bindungsfragebogen vorgegeben und übereinstimmend zwei unabhängige Dimensionen extrahiert wurden, die jeweils einen Aspekt der Bindungsunsicherheit beinhalten und als »anxiety« (Bindungsambivalenz) respektive »avoidance/close« (Bindungsvermeidung) bezeichnet wurden. Bindungssicherheit würde somit durch niedrige Werte auf beiden Dimensionen abgebildet. In dieses zweidimensionale Modell können die von Kim Bartholomew angenommenen Bewertungsaspekte (Modell des Selbst, Modell anderer) sowie die beiden eingangs in diesem Kapitel in einem Spannungsfeld dargestellten Grundbedürfnisse nach Sicherheit/Geborgenheit bzw. Autonomie/Exploration leicht integriert werden (siehe Abbildung 3).

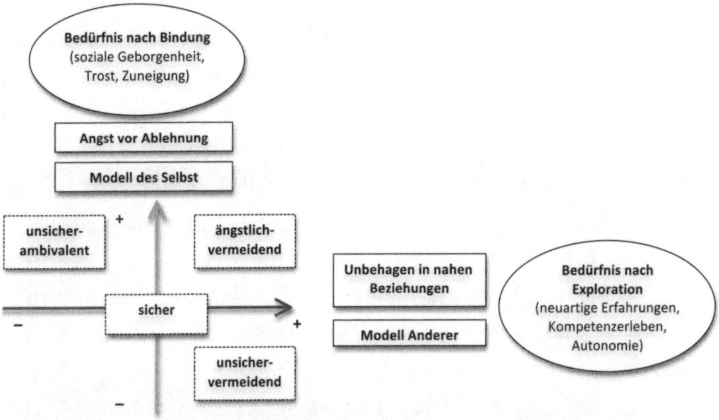

Abbildung 3: Bindungstypen als Vier-Felder-Schema

Viele Untersuchungen haben gezeigt, dass in den wenigen Studien, die Instrumente aus den unterschiedlichen Forschungstraditionen miteinander verglichen, nur geringe Konvergenzen zwischen den Methoden gefunden wurden (Bartholomew & Shaver, 1998; Shaver et al., 2000; Strauß et al., 2006). Sie erreichten mitunter nicht einmal statistische Signifikanz (Simpson et al., 2002; Holtzworth-Munroe et al., 1997), sodass der Eindruck entstehen mag, die Verfahren würden verschiedene Konstrukte messen. Dagegen wiederum spricht, dass mit beiden Verfahrensklassen theorie- und erwartungskonforme Ergebnisse erzielt wurden, sodass es empirisch nicht gerechtfertigt scheint, eine Verfahrensgruppe über die andere zu stellen.

Es liegt vielmehr die Interpretation nahe, dass die Verfahrensgruppen keine unterschiedlichen Konstrukte messen, sondern unterschiedliche Aspekte desselben Konstrukts fokussieren (Bartholomew & Shaver, 1998; Kirchmann et al., 2007): Fremdeinschätzungsverfahren akzentuieren die bewusstseinsfernere sprachliche Repräsentation von Bindungsmustern, wohingegen Selbsteinschätzungsverfahren das bewusstseinsnahe Verhalten und Erleben in engen Beziehungen operationalisieren. Zusätzlich verkompliziert wird diese »metaphysic of measurement« (Griffin & Bartholomew, 1994) des Bindungskonstrukts dadurch, dass auch innerhalb der beiden Verfahrensklassen unterschiedliche Konzeptualisierungen bestehen, etwa in Bezug auf die Art der fokussierten Bindungsfiguren (Eltern, Partner, Peers), die inhaltlichen Skalen bzw. Dimensionen sowie die Skalenniveaus.

Insgesamt muss derzeit von einer beträchtlichen Unsicherheit ausgegangen werden, welche Verfahren welche Bindungscharakteristika valide abzubilden vermögen. Helmut Kirchmann und Kollegen (2007) resümieren in ihrer Methodenvergleichsstudie, dass die Erhebung von Bindungsmerkmalen möglichst mit der verfolgten Fragestellung kongruenten (und validierten) Instrumenten vorgenommen werden sollte, etwa ein partnerschaftsbezogener Bindungsfragebogen bei einer Fragestellung zu sexuellen Funktionsstörungen.

Bindungsrepräsentationen im Erwachsenenalter

Das AAI ist ein strukturiertes Interview über frühere Beziehungserfahrungen und deren Bewertung aus heutiger Sicht. Das entsprechende Auswertungssystem wurde von Carol George und Kolleginnen (1985) entwickelt. Zur Berechtigung der Durchführung sowie zur Absicherung einer reliablen und validen Auswertung müssen Trainingskurse bei dafür zugelassenen Trainern durchgeführt werden.

Das AAI beinhaltet Fragen nach den frühen Beziehungen

zu den primären Objekten, die letztlich mit je fünf Adjektiven beschrieben werden sollen. Es wird weiterhin gefragt, wem sich eine Person nahe und wie sie sich von ihr emotional versorgt fühlte, wenn es zur Aktivierung des Bindungssystems kam (etwa bei Trennungen, Krankheit, Strafe oder Lob). Auch werden Erklärungsmodelle für das elterliche Verhalten sowie deren Bedeutung für die eigene Persönlichkeit im Erwachsenenalter erhoben. Trotz der strikten Einhaltung der Reihenfolge der Fragen bleibt durch die offenen Fragen genügend Spielraum für Erfahrungsberichte und einen natürlichen Gesprächsverlauf. Der Aufbau des AAI ist ausführlich bei Gloger-Tippelt (2001) oder Buchheim und Strauß (2002) beschrieben.

Die Auswertung erfolgt anhand wortgetreuer Transkripte getrennt für Mutter und Vater mittels fünf Skalen zu Kindheitserfahrungen (erfahrene Liebe, Zurückweisung, Rollenumkehr, Leistungsdruck und Vernachlässigung) sowie drei Skalen zum mentalen Verarbeitungszustand bezüglich der Bindungspersonen (Idealisierung, Ärger, Abwertung). Zusätzlich werden noch zehn Skalen über den mentalen Verarbeitungszustand von Bindungserfahrungen (Kohärenz, Abwertung von Bindung, Bestehen auf fehlender Erinnerung, metakognitive Prozesse und Passivität im Denken und Ausdruck etc.) bewertet. Der letzte Schritt ist die Zuordnung zu der entsprechenden Bindungsklassifikation.

Autonome (sichere) Bindungsrepräsentation

Sicher gebundene erwachsene Personen vereinen Autonomie und Bindungsbedürfnisse gleichermaßen in sich. Autonomie schließt eine emotionale Verbundenheit nicht aus. In Beschreibungen der frühen Beziehungserfahrungen schildern die Befragten sowohl positive als auch negative Erfahrungen in einer offenen, nachvollziehbaren Art und Weise. Sie schreiben diesen Beziehungen einen wesentlichen Einfluss auf ihre Persönlichkeitsentwicklung zu. Positive Erinnerungen werden mit entsprechenden anekdotischen Belegen untermauert. Aber auch negative Beziehungserfahrungen werden in reflektierter Art, mitunter sogar versöhnlich berichtet.

In den Schilderungen wird eine *Kohärenz* zwischen semantischem und episodischem Gedächtnis deutlich. Diese Auffassung von Kohärenz umfasst einen vollständigen und unverzerrten Zugang zu bindungsrelevanten Kindheitserfahrungen. Ute Ziegenhain beschreibt die vier Maximen von Kohärenz im Sinne von Grice (1975), anhand derer der Diskurs im AAI zentral beurteilt wird.

Diese beziehen sich, erstens, auf die Qualität der erinnerten Beziehungserfahrungen, das heißt auf die Frage, ob die Aussagen aufrichtig wirken und durch konkrete Belege untermauert werden oder nicht. Zweitens auf die Quantität des Berichts: Kurze und klare Informationen zeugen im Gegensatz zu Endlossätzen oder uninformativen Aussagen von einer angemessenen Quantität. Drittens werden die Antworten auf ihre Relevanz bezüglich der gestellten Fragen geprüft. Viertens wird die Art und Weise der Antworten geprüft.

Die »Kohärenz des Diskurses« wird zusätzlich durch die Prüfung der »Kohärenz im Denken« abgesichert, indem die Aussagen auf irrationale Überzeugungen oder unrealistische Vorstellungen geprüft werden. Auch die Fähigkeit zur »metakognitiven Reflexion« oder, wie Peter Fonagy (1991) es beschreibt, »das Denken über das Denken« fließt in die Beurteilung der Kohärenz ein – bezogen auf diese Aspekte hat Fonagy als Zusatzskala zur Auswertung des AAI die »Self Reflective Functioning Scale« entwickelt (vgl. Daudert, 2002) und das mittlerweile viel beachtete Konzept der Mentalisierung.

Unsicher-distanzierende Bindungsrepräsentation

Emotionale Beziehungen scheinen für distanziert- bzw. abweisend-gebundene Personen wenig Bedeutung zu haben. Sie reden darüber in einer eher abwertenden Art und Weise und ohne emotionale Beteiligung. Trotz nachvollziehbarer, schwieriger und zum Teil auch unangenehmer Kindheitserfahrungen wirken sie im Bindungsinterview in ihrem Denken und Fühlen überreguliert. Die Abwehr der Bedeutung früherer Beziehungserfahrungen für das Hier und Jetzt scheint stets aktiv.

Inhaltlich versuchen diese Personen eine besonders »normale« Kindheit hervorzuheben und betonen generell gute Beziehungen zu ihren Bezugspersonen, wobei sie trotz intensiven Bemühens keine oder nur wenige Belege dafür finden können. Die Bereitschaft zur Erinnerung und dem deutlich werdenden Mangel an Kindheitsepisoden einerseits sowie die Aussage einer positiven Kindheit andererseits stehen im Widerspruch zueinander. Sie scheinen die Fragen gemäß einer inneren Rollenerwartung zu beantworten, wodurch die Aussagen konstruiert wirken (Gloger-Tippelt, 2001). Diese Menschen versuchen ein perfektes, beschönigendes Familienbild darzustellen, was meist an eine Idealisierung der Eltern gebunden ist. Statt mit Erinnerungen ihre Aussagen zu untermauern, antworten sie häufig mit expliziter Verneinung bestimmter Ereignisse (»Er hat mich nicht bzw. nie geschlagen oder so«). Auch kann es vorkommen, dass sie negative Ereignisse so uminterpretieren, dass diese dann doch einen positiven Einfluss auf ihre Entwicklung genommen haben.

Sprachliche Auffälligkeiten dieser Personen sind detailliert bei Gabriele Gloger-Tippelt (2001) nachzulesen. Die Antworten sind überwiegend knapp gehalten und häufig charakterisiert durch abstrakte, bindungsabwehrende und entpersonifizierte Beispiele, etwa durch das Wörtchen »man«. Gloger-Tippelt bezeichnet dies als »Neigung zum agentenlosen Passiv«.

Zusammenfassend können Personen mit einer unsicher-distanzierten Bindungsrepräsentation durch eine Minimierung bzw. Deaktivierung von Bindungsbedürfnissen charakterisiert werden. Ihnen ist nur ein eingeschränkter Zugang zu bindungsrelevanten Gefühlen möglich (Buchheim, 2002).

Unsicher-verstrickte Bindungsrepräsentation

Das in der Kindheit als unsicher-ambivalent bezeichnete Bindungsmuster wird im Erwachsenenalter in der Regel mit den Begriffen mental-präokkupiert oder aber unsicher-verstrickt bezeichnet. Der Anteil dieser Bindungsrepräsentation liegt in der Normalbevölkerung zwischen 10 und 20 Prozent (van IJzendoorn & Bakermans-Kranenburg, 1996).

Im Bindungsinterview scheinen Personen mit dieser Bindungsrepräsentation emotional stark involviert zu sein und geben sehr weitschweifige und detaillierte Antworten. Den frühen Kindheitserfahrungen sprechen sie sehr wohl eine maßgebliche Bedeutung für ihre Entwicklung zu, aber weniger verbunden mit der Wertschätzung der emotionalen Bindungen. Sie sind bemüht, die Fragen so konkret wie möglich zu beantworten und scheinen sich dabei wieder durch die Erinnerungen emotional hindurchzuarbeiten und deren Einfluss zu prüfen. Beate Gomille (2001) beschreibt dies als eine Art Gefangensein in den Erinnerungen. In Tabelle 2 sind die Charakteristika des kindlichen Bindungsverhaltens den Kernmerkmalen erwachsener Bindungsrepräsentationen gegenübergestellt.

Unverarbeitete Verluste und Traumata

Das Pendant zum desorganisierten Bindungsmuster im Erwachsenenalter wird auch als »unverarbeiteter Bindungsstatus« bezeichnet, der letztlich eine unverarbeitete traumatische Bindungserfahrung der (frühkindlichen) Entwicklung oder unverarbeitete Verluste widerspiegelt. Sehr detaillierte Ausführungen über den unverarbeiteten Bindungsstatus im Adult Attachment Interview stellt Susanne Hauser (2001) dar. Wichtig ist, dass nicht der Hinweis auf diese Ereignisse an sich diese Bindungsqualität indiziert, sondern die Art und Weise ihrer kognitiven und emotionalen Bewältigung bzw. Verarbeitung.

Ein Trauma bezieht sich im Rahmen der Bindungstheorie auf eine die Bindung schwer erschütternde Erfahrung. Als ursächlich für diese Repräsentanz werden immer wieder lang anhaltende oder häufig wiederkehrende Trennungen, ein gänzlicher Verlust einer engen Bezugsperson, aber auch eine Übergriffigkeit im Rahmen einer Bindungsbeziehung benannt. Durch sexuellen Missbrauch und körperliche Misshandlung wird unter dem Deckmantel der Fürsorge, Verantwortung und emotionalen Bindung das Kind für eigene sexuelle oder aggressive Impulse benutzt. Diese unverarbeiteten Bindungserlebnisse – im Englischen heißen sie »unresolved« – führen zu einer zusätzlichen Klassifikationsmöglichkeit, sodass den

Bindungsmuster kennzeichnendes kindliches Verhalten	**Bindungsrepräsentationen Erwachsener**
Sicher	*Sicher-autonom*
• Offene Kommunikation positiver und negativer Gefühle • Gestresst durch Trennung • Aktives Drängen nach Nähe und Kontakt • Bindungsperson ist sichere Basis • Balance zwischen Bindungs- und Explorationsverhalten • Suche nach Nähe • Vertrauen in die Unterstützung durch die Bindungsperson	• Offene, kohärente und konsistente Erzählung/Erinnerung • Leichter Zugang zu Erinnerungen • Fähigkeit zur Reflexion (Mentalisierung) • Integration guter und schlechter Erfahrungen/Gefühle • Eher positive Sicht des Selbst und des Anderen • Vertrauen zu Bezugspersonen/ Achtung von Bindungen (auch für die eigene Entwicklung) • Fähigkeit, Hilfe anzunehmen und zu geben
Unsicher-vermeidend	*Unsicher-vermeidend (abweisend)*
• Umgeht schmerzvolle Zurückweisung durch Vermeidung • Keine offenen Anzeichen von Disstress • Ignoriert Bindungsperson bei Annäherung • Überaktivierung des Explorationsverhaltens auf Kosten des Bindungsverhaltens • Angst vor Zurückweisung • Ablenkung	• Kurze, inkohärente und unvollständige Erzählung/Erinnerung • Geringe Antwortbereitschaft und Erinnerungsfähigkeit • Idealisierung der Kindheit • Affektarmut, Überregulation des Affekts • Geringe Mentalisierungsfähigkeit • Negative Sicht anderer/ Abwertung von Bindungen und Betonung von Unabhängigkeit • Abwertung von Hilfe

Unsicher-ambivalent	*Unsicher-verwickelt (verstrickt)*
• Ausgeprägte Belastung und Affekte (Angst, Wut) • Misstrauisch • Keine Toleranz für Trennung • Schwer zu beruhigen • Verzweiflung im Umgang mit Belastung • Suche nach Kontakt und Nähe bei gleichzeitiger Abwendung von der Bindungsfigur • Überaktivierung des Bindungsverhaltenssystems zuungunsten der Exploration • Angst vor Verlust	• Inkohärente und inkonsistente Darstellung von Beziehungserfahrungen (ungeordnet, strukturlos, irrelevant, vage, weitschweifig etc.) • Aktuelle Verstrickung mit Bindungsperson und Überflutung von Erinnerungen • Affektreiche Darstellung vor allem mit Ärger, Ängstlichkeit (Unterregulation des Affekts) • Eingeschränkte Mentalisierung • Abhängigkeit von anderen, Mangel an Identität, Überbewertung von Bindungen
Desorganisiert	*Unverarbeitetes Trauma/Verlust*
• Keine durchgängige Strategie • Unvereinbare Verhaltensweisen und Widersprüche (Erstarren, Absencen, Stereotypien) • Keine Verarbeitungsstrategie bei Trennung • Gelegentlich Angst vor der Bindungsperson	• Erzählungen von nicht verarbeiteten traumatischen Erlebnissen auf verwirrende/desorganisierte Weise • Fehler in Beschreibungen • Brüche im Affekt • Sprachliche Abweichungen vom Gesamteindruck als Indikatoren für dissoziierte Gedächtnisinhalte

Tabelle 2: Charakteristika des Bindungsverhaltens von Kindern (in der Fremden Situation) und entsprechender Bindungsrepräsentationen bei Erwachsenen (vgl. Strauß, 2006)

drei Bindungsmustern unsicher-distanziert, sicher-autonom und mental-präokkupiert der *unverarbeitete Status* hinzugefügt werden kann.

Hinweise für unverarbeitete traumatische Bindungserfahrungen sind Anzeichen von Desorientierung im Denken, im sprachlichen Diskurs, wie sie sich im wörtlichen Transkript zeigt, sowie eine Desorganisation auf der Verhaltensebene. In der Auswertung des AAI werden Verlusterfahrungen und Missbrauchserfahrungen getrennt bewertet. Desorientierung im Denken und Desorganisation im Handeln treten häufig in Kombination auf. Das Vorhandensein von desorganisiertem Verhalten basiert zumeist auch auf einer zugrunde liegenden kognitiven Desorientierung. Eine Desorientierung im Denken hingegen führt nicht zwangsläufig zu einer Desorganisation im Verhalten.

Unverarbeitete Verlusterfahrungen sind nicht mit einer fehlenden Trauer gleichzusetzen, da bei dieser der tatsächliche Verlust anerkannt und zwischen Vergangenheit und Gegenwart bewusst unterschieden wird. Bei fehlender Trauer wird über Verdrängungsmechanismen die aktive Auseinandersetzung mit den persönlichen Konsequenzen dieses Verlustes vermieden bzw. abgewehrt. Bei unverarbeiteten Verlusterfahrungen hingegen ist die bewusste Anerkennung der Zeitverhältnisse nicht gegeben. Sie zeichnen sich im AAI durch widersprüchliche Zeitangaben, verwirrende räumliche Angaben über das Geschehene und mitunter sogar in Verwechslungen etwa zwischen einem Verstorbenen und dem eigenen Selbst aus. Auch Momente, in denen die Person vom Verstorbenen plötzlich im Hier und Jetzt redet, als wäre dieser real noch existent oder als fühle sich die Person »vom Geist des Verstorbenen besessen«, werden als kognitive Desorientierung verstanden. Letzteres ist abzugrenzen von Aussagen, in denen der Befragte den Verstorbenen innerlich zurate zieht oder seine Gefühle ihm gegenüber innerlich weiterleben.

Eine sprachliche Desorganisation ist vor allem charakterisiert durch einen plötzlichen Wechsel im Sprachstil, wie eine ungewöhnliche Detailgenauigkeit, poetische Umschreibungen und Lobreden, längeres Schweigen (länger als 30 Sekunden) und unvollständige Sätze oder erfolglose Versuche, das Thema zu wechseln.

Um eine Desorganisation auf Verhaltensebene handelt es sich, wenn es zum Zeitpunkt des Verlustes zeitgleich zu drastischen Reaktionen aufseiten der Verbliebenen kommt, zum Beispiel zu einer anhaltenden psychischen Dekompensation, zu plötzlich auftretendem Suchtverhalten, zu Suizidversuchen oder aber zu verschobenen Trauerreaktionen.

Mary Main und Erik Hesse (1990) gehen davon aus, dass die eigenen unverarbeiteten Bindungserfahrungen auch die

Beziehung zu den eigenen Kindern prägen und darüber deren Bindungsmodell beeinflussen. Sie entwickelten hierzu ein Transmissionsmodell für traumatische Bindungserfahrungen, das voraussetzt, dass diese generationsübergreifend weiterwirken. Desorganisationen im Denken, im sprachlichen Diskurs und auf der Verhaltensebene werden durch Überflutung mit eigenen traumatischen Bindungserfahrungen auch in der Interaktion mit den Kindern für diese spürbar. Infolge dieser unerwarteten Interaktionsbrüche erleben die Kinder eine tiefe Verunsicherung bis hin zu massiven Ängsten. Das aktivierte Bindungssystem der Kinder würde normalerweise das Kind veranlassen, bei der Bezugsperson Sicherheit und Beruhigung zu suchen.

Hier zeigt sich das Paradoxon: Die Hinwendung des Kindes zur Bezugsperson als »sicherer Hafen« ist durch sie als gleichzeitige »Gefahrenquelle« (Hauser, 2001) versperrt. Das widersprüchliche Verhalten desorganisierter Kinder in der Fremden Situation ist demzufolge Ausdruck einer inneren Zerrissenheit.

Bindungsentwicklung und andere interpersonale Erfahrungen

Ausgehend von der Annahme, dass aus den sich wiederholenden Beziehungs- und Bindungserfahrungen mentale Schemata sowohl über das eigene Selbst als auch über die relevanten Anderen verinnerlicht werden, sollten sich daraus mehr oder weniger optimale Verhaltensstrategien im Umgang mit den Bezugspersonen entwickeln und verfestigen. Interpersonale Probleme reflektieren laut Leonard Horowitz (1996) den inneren Konflikt zwischen dem Wunsch, ein spezielles Verhalten auszudrücken, und den gefürchteten Konsequenzen, wenn man dieses Verhalten tatsächlich zeigt.

Im Bindungsverhaltenssystem wiederum laufen unentwegt kognitive Vergleichsprozesse ab, bei denen eigene Bedürfnisse, mögliche Interaktionsoptionen sowie erwartete Reaktionen des Gegenübers bzw. dessen Bereitschaft zur Bedürfnisbefriedigung quasi in die Waagschale gelegt und aufeinander abgestimmt werden. Daraus lässt sich die Schlussfolgerung ableiten, dass sich bindungsbezogene Schwierigkeiten innerhalb von Beziehungen auch auf das allgemeine Beziehungsverhalten generalisieren lassen und sich vermutlich spezifische interpersonale Probleme herauskristallisieren werden, wenngleich Bindung natürlich keineswegs mit »Beziehung« gleichgesetzt werden darf!

Dass Beziehungsverhalten abhängig ist von Bindungsmustern, konnte Horowitz (ebd.) ebenfalls bestätigen, wobei er bei den unsicher-vermeidenden Personen eher feindliche, dominante Strategien verzeichnete. Dieser Beobachtung wurde in allgemeinen und in spezifisch klinisch orientierten Studien nachgegangen. Eine ausführliche Darstellung der theoretischen Grundlagen findet sich im nachfolgenden Kapitel, hier sollen nur ein paar ausgewählte Aspekte erwähnt werden.

Schon im Kindergartenalter belegen Befunde, dass unsicher-vermeidend klassifizierte Kinder eher dazu neigen als andere, ihre Spielkameraden zu schikanieren (Troy & Sroufe, 1987). In diesem Alter werden sie von den Erziehern auch infantiler erlebt als anders gebundene Kinder und somit auch unselbstständiger behandelt (Sroufe & Fleeson, 1986). Vonseiten der Gleichaltrigen werden sie dadurch eher zum Opfer von Schikanen anderer (Troy & Sroufe, 1987). Befragt man im Schulalter die Lehrer dieser Kinder, äußern diese mehr Ablehnung gegenüber diesen als gegenüber sicher oder unsicher-ambivalent gebundenen Kindern.

Lucy S. Brown und John Wright (2003) konnten im Entwicklungsabschnitt der Pubertät zeigen, dass Adoleszente mit ambivalentem Bindungsmuster signifikant mehr interpersonale Schwierigkeiten angeben als andere, da sie in allem eine Strategie der Übertreibung und Hyperaktivierung verfolgen, um die Aufmerksamkeit ihrer Bezugspersonen zu erlangen bzw. zu sichern. Hingegen unterstützen Studien bezüglich der erwachsenen Bindungsrepräsentation eine Verbindung zwischen

Bindungssicherheit und der sensiblen Anteilnahme in Form von Fürsorge, infolge derer bei sicher Gebundenen in engen Beziehungen von weniger interpersonalen Problemen auszugehen ist. Auch klinische Stichproben wurden bezüglich ihrer Bindungsrepräsentanzen und erlebten interpersonalen Probleme untersucht. Es zeigte sich auch hier, dass unsichere Repräsentanzen vermehrt mit ausgeprägteren zwischenmenschlichen Schwierigkeiten verbunden sind (Horowitz, 1996).

Es lag natürlich nahe, enge Zusammenhänge zwischen Bindungsmerkmalen und Merkmalen der Partnerwahl bzw. Partnerschaft anzunehmen. Dieses in der Sozial- und Persönlichkeitsforschung beheimatete Forschungsthema geht zurück auf Cindy Hazan und Phillip R. Shaver (1987). Schon 2001 konnten Kirsten von Sydow und Matthias Ullmeyer im Rahmen einer Metaanalyse 63 Primärstudien nachweisen und inhaltsanalytisch auswerten, die zum Thema »Bindung und Paarbeziehung« bis dahin durchgeführt worden waren und die Zusammenhänge früher Beziehungserfahrungen mit erwachsenen Liebesbeziehungen nachweisen sowie Zusammenhänge von Strategien im Fall von Partnerschaftskonflikten nahelegen.

Klinische Relevanz der Bindungstheorie und Bindungsforschung

Seit sich die Bindungstheorie fest unter den klinischen Theorien etabliert hat und insbesondere seit ein großer Fundus an empirischen Befunden vorliegt, der diese Theorie wissenschaftlich untermauert hat, gibt es fast eine inflationäre Zahl von Beiträgen und Büchern, die sich mit der klinischen Relevanz der Bindungstheorie und ihrer Bedeutung für die Psychotherapie beschäftigen.

Im Wesentlichen lassen sich die vorliegenden Befunde gliedern in Studien zur Häufigkeit von Bindungsunsicherheit bzw. spezifischen Bindungsmustern bei bestimmten psychischen Störungen, Untersuchungen zur Bedeutung von Bindung als Prädiktor für den Therapieerfolg sowie zur Frage, ob sich Bindungsmerkmale während einer Psychotherapie verändern. Eine Fülle von Befunden liegt darüber hinaus vor zur Bedeutung von Bindung in der therapeutischen Beziehung und als beachtenswertes Merkmal von Psychotherapeutinnen und Psychotherapeuten. Die Befunde werden nachfolgend skizziert. Ausführliche Darstellungen finden sich zum Beispiel bei Strauß (2008) oder bei Cassidy und Shaver (2008).

Bindungsunsicherheit und psychische Störungen

Gemäß der Bindungstheorie sind unsichere Bindungsmuster nicht per se als psychopathologisch zu betrachten, sondern als jeweils bestmögliche Strategien im Umgang mit den Bindungsbedürfnissen. Ihre Konstituierung wird grundsätzlich als angemessen in Bezug auf bestehende interpersonale Umgebungsbedingungen betrachtet. Auch in nicht klinischen Stichproben werden 40–50 Prozent der untersuchten Personen einem der unsicheren Bindungsmuster zugeordnet (Cassidy & Shaver, 2008).

Allerdings steht heute auch fest, dass ein unsicheres Bindungsmuster als Risikofaktor für psychosoziale Probleme und für die Entwicklung psychischer Störungen zu sehen ist, unter anderem weil unsicher gebundene Personen über weniger flexible bzw. weniger geeignete Mechanismen der Emotionsregulation verfügen, zu eher problematischen Verhaltensweisen in nahen Beziehungen neigen und daher oft nur auf ein reduziertes soziales Netzwerk zurückgreifen können. Ambivalent und ängstlich-vermeidend gebundene Menschen dürften auch besonders sensibel sein für Hinweise auf Ablehnung und Verlassenwerden durch andere und häufige und stark ausgeprägte Gefühle von Bedrohung, Hilflosigkeit und geringem Selbstwert erleben.

Die Beobachtung, dass Personen mit unsicherer Bindung möglicherweise eher eingeschränkte psychotherapeutische Erfolge erzielen, da sie Schwierigkeiten im Aufbau und der Aufrechterhaltung eines therapeutischen Arbeitsbündnisses zeigen und es für sie schwierig ist, sich vertrauensvoll zu öffnen und ein positives Arbeitsbündnis zu erleben (vgl. Mikulincer & Shaver, 2007; Strauß, 2008), spricht auch für ein erhöhtes Maß an psychischen Schwierigkeiten aufseiten unsicher gebundener Personen.

Es besteht eine recht konsistente empirische Ergebnislage zum Zusammenhang von unsicherer Bindung und Psychopathologie. Zum einen zeigt sich dies darin, dass sich für Menschen mit unsicheren Bindungsrepräsentationen durchweg höhere Werte in klinischen Skalen (Symptome, interpersonale Probleme etc.) zeigen als für sicher gebundene Menschen. Zum anderen finden sich unsichere Bindungsmuster deutlich häufiger in Stichproben von Patienten mit psychischen Störungen als in nicht klinischen Gruppen.

Hierzu liegt mittlerweile eine Reihe von Übersichten und Metaanalysen vor. Marinus van IJzendoorn und Marian Bakermans-Kranenburg (1996) beispielsweise berichteten, dass sich in Studien mit dem AAI in klinischen Stichproben 46 Prozent verstrickte, 41 Prozent distanzierte und nur 13 Prozent sicher gebundene Patientinnen und Patienten fanden. Rund 80 Prozent zeigten Hinweise auf unaufgelöste Traumata und Verluste. Die meisten Studien hierzu liegen für das AAI vor, aber auch mit anderen Fremdeinschätzungsinstrumenten wie dem EBPR (Strauß et al., 2006) oder dem AAP (West & George, 2002) sowie mit verschiedenen Selbsteinschätzungsverfahren, etwa der Adult Attachment Scale (AAS, Safford et al., 2004), dem Experience in Close Relationship Scale (ECR, Wei et al., 2005), dem Bielefelder Fragebogen zur Klientenerwartung (BFKE, Strauß et al., 2006) oder dem Bielefelder Fragebogen zur Partnerschaftserwartung (BFPE, Runkewitz et al., 2006), wurden entsprechende Zusammenhänge gefunden.

Aus mittlerweile vier Übersichten auf der Basis des AAI (van IJzendoorn & Bakermans-Kranenburg, 1996; Fonagy et al., 1996; Dozier et al., 1999; Bakermans-Kranenburg & van IJzendoorn, 2009) lässt sich ableiten, dass in verschiedenen klinisch-diagnostischen Gruppen vergleichsweise wenige Personen vorkommen, die sicher gebunden sind, dafür aber deutlich mehr mit ambivalenter Bindung und Hinweisen auf einen ungelösten Bindungsstatus (»unresolved trauma/loss«). In der Übersicht, in der Bakermans-Kranenburg und van IJzendoorn (2009) die Ergebnisse von insgesamt 10.000 AAI zusammenfassen, zeigte sich in einer Gruppe von psychisch Kranken *und* Personen aus Risikogruppen eine Verteilung der drei üblichen Kategorien von autonomer, abweisender und verstrickter Bindung von 33 Prozent, 39 Prozent und 28 Prozent. Wenn die Personen mit ungelöstem Bindungsstatus als eigene Gruppe gewertet werden, ist diese die numerisch stärkste mit 38 Prozent, gefolgt von den abweisenden (27 Prozent), autonomen (25 Prozent) und verstrickten (10 Prozent).

Die Häufigkeiten unsicher-vermeidend gebundener Personen sind bei bestimmten Störungen, zum Beispiel Anorexia nervosa, antisozialer Persönlichkeitsstörung, Sucht, somatoformen Störungen und schweren psychiatrischen Erkrankungen wie der Schizophrenie, deutlich erhöht.

Patientinnen und Patienten mit einer Borderline-Persönlichkeitsstörung, bei denen traumatisch verarbeitete oder aber auch massiv unzureichende frühe emotionale Bindungserfahrungen zur »Spaltung mentaler Repräsentationen« (Fonagy, 2001) führt, sind überwiegend »verstrickt«. Verstrickte Bindung findet sich auch häufig bei bestimmten Angststörungen, wohingegen bei Patienten mit affektiven Störungen (speziell Depression) verschiedene Subgruppen identifiziert werden können (etwa die »anaklitischen« und die »sozial distanzierten«).

Auch hinsichtlich der Werte auf Symptomskalen zeigten in der Regel ambivalent-gebundene bzw. desorganisierte Personen die höchsten Ausprägungen, während vermeidend- und – zumeist noch deutlicher – sicher-gebundene Personen niedrigere Werte aufwiesen (Pianta et al., 1996; Strauß et al., 2006). Einschränkend muss allerdings angemerkt werden, dass die zitierten Studien querschnittlich konzipiert wurden und daher kausale Schlüsse nicht gerechtfertigt sind. Es kann also sein, dass die Bindungsmuster die Symptomatik bedingen, umgekehrt aber auch psychische Symptome zu einer ausgeprägteren Bindungsunsicherheit führen.

Einen im Vergleich zu den Querschnittstudien klarer interpretierbaren Beleg für die Rolle unsicherer Bindung als Risikofaktor für Psychopathologien ergab beispielsweise eine Längsschnittstudie (die »Minnesota-Studie«, vgl. Sroufe et al., 2005), die den Zusammenhang zwischen frühkindlicher Bindung (erhoben mit dem Fremden-Situations-Test) und späterer Psychopathologie untersuchte. Elisabeth A. Carlson (1998) fand in den einen Zeitraum von 18 Jahren umfassenden Daten eine Korrelation vermeidender und desorganisierter

Bindung in der Fremden Situation (im zweiten Lebensjahr) und allgemeinen psychiatrischen Beschwerden (im 18. Lebensjahr) sowie desorganisierter Bindung und dissoziativen Symptomen (im zwanzigsten Lebensjahr; erhoben durch Selbsteinschätzungen).

Dagegen fanden Michelle Bosquet und Byron Egeland (2006) bei derselben Stichprobe keine direkten Zusammenhänge zwischen unsicherer Bindung und Ängstlichkeit sowie Depressivität im 18. Lebensjahr. Allerdings konnten die Autoren ein Mediatormodell spezifizieren, wonach Bindungsunsicherheit mit einem Maß für positive Erwartungen und Empfindungen in Beziehungen im Alter von etwa zwölf Jahren zusammenhängt und dieses wiederum mit Ängstlichkeit und Depressivität im 18. Lebensjahr.

Aus diesen Studien wird deutlich, dass wahrscheinlich kein einfacher, direkter Zusammenhang zwischen unsicherer Bindung in der frühen Kindheit und der Entwicklung von Psychopathologien im Erwachsenenalter besteht, sondern eher für verschiedene psychische Störungen unterschiedliche Verlaufsmodelle (mit unterschiedlichen Mediatoren) zutreffen, in denen unsichere Bindungsmuster als Risikofaktoren jeweils eine wichtige, aber keineswegs eine notwendige oder hinreichende Rolle spielen. Zudem können Bindungsmerkmale zwar als relativ stabile, aber durchaus nicht unveränderbare psychologische Merkmale betrachtet werden. Diese Perspektive legt es nahe, dass wir auch im therapeutischen Kontakt das *gegenwärtige* Bindungsmuster als primären Risikofaktor für die Entwicklung einer psychischen Beeinträchtigung begreifen sollten und nicht das in der (frühen) Kindheit bestehende.

Veränderungen von Bindungsmerkmalen in der Psychotherapie

Hinsichtlich der oft erwarteten schlechteren psychotherapeutischen Ansprechbarkeit unsicher gebundener Patientinnen und Patienten ist die Ergebnislage weniger einheitlich, was auf die hohe Komplexität des therapeutischen Prozesses hinweist. Immerhin konnte in fast allen Studien – in denen unterschiedliche Messinstrumente eingesetzt wurden – der erwartete Zusammenhang zwischen sicherem Bindungsmuster und (vom Patienten selbst eingeschätzter) positiver Qualität des therapeutischen Arbeitsbündnisses (zusammenfassend Daniel, 2006) bzw. der Gruppenkohäsion (zusammenfassend Strauß, 2006, 2008) gefunden werden. Des Weiteren wurden interessante zeitliche Verlaufsmuster der Qualität des Arbeitsbündnisses in Abhängigkeit vom Bindungsstil des Patienten entdeckt: Zum Ende der Therapie hin stieg die Einschätzung der Qualität des Arbeitsbündnisses bei ambivalent gebundenen Patienten an, während sie bei sicheren etwa gleich blieb und bei vermeidenden sank (Kanninen et al., 2000; Tasca et al., 2007).

Die Ergebnislage zur Vorhersage des Therapieerfolgs aufgrund des Bindungsmusters der Patienten ist dagegen weniger konsistent. Allerdings wurden auch hier in den meisten Studien die erwarteten Zusammenhänge zwischen Bindungssicherheit und besserem oder geringerem Therapieerfolg gefunden (Meredith et al., 2007; Meyer et al., 2001; Mosheim et al., 2000; Reis & Grenyer, 2004). In anderen Forschungen aber erwiesen sich unsicher gebundene Patientinnen und Patienten als erfolgreicher (etwa vermeidende bei Fonagy et al., 1996) oder es gab keine Zusammenhänge (Cryanowski et al., 2002).

Diese divergente Ergebnislage sollte allerdings angesichts der Unterschiedlichkeit der Studien, in denen die untersuchten Diagnosegruppen, die durchgeführten Interventionen, die untersuchten Settings sowie die verwendeten Messinstrumente variierten, nicht überraschen. Aufschlussreich ist hierzu die Untersuchung von Carolina McBride und Kollegen (2006), in der Bindungsvermeidung nur in derjenigen Gruppe mit erhöhtem Therapieerfolg verbunden war, die mit kognitiv-behavioraler Therapie behandelt wurde, nicht aber in der mit interpersonaler Therapie. Weiterhin interessant sind die

Ergebnisse unserer Forschungsgruppe (Strauß et al., 2006), in der nur die mit einem Fragebogen (BFKE) gemessene, auf die Person des Therapeuten fokussierte Bindungssicherheit ein Prädiktor für Behandlungserfolg war, nicht aber die mit einem Interviewverfahren zu engen Beziehungen in der Kindheit und Gegenwart (EBPR) erhobene Bindungssicherheit.

Die Ergebnisse beider Studien deuten darauf hin, dass allgemeine Bindungscharakteristika allein eine zu grobe Kategorie zur Vorhersage und Erklärung differenzieller Therapieerfolge sind.

In einer von John C. Norcross (2011) herausgegebenen Übersicht über die »Therapeutic Relationships that work« haben Kenneth Levy et al. (2011) eine Metaanalyse zur Frage der Vorhersage des Behandlungserfolgs auf der Basis von Bindungsstilen publiziert. In 14 unabhängigen Studien wurden danach bis zum damaligen Zeitpunkt 1.467 Patientinnen und Patienten untersucht. Das Ergebnis der Metaanalyse legt nahe, dass Bindungssicherheit ein guter Prädiktor für den Behandlungserfolg darstellt (Effektstärke d = .37), Bindungsangst eher ein negativer Prädiktor ist (d = –.46), wohingegen Bindungsvermeidung keinen systematischen Einfluss auf den Behandlungserfolg zu haben scheint (d = –.01). Der Zusammenhang war insgesamt gesehen abhängig vom Geschlecht (bei Frauen weniger ausgeprägt) und ebenso vom Alter (geringere Zusammenhänge bei älteren Patientinnen und Patienten).

Um genauere Aufschlüsse zur Rolle und Relevanz von Bindungsmerkmalen für den Therapieerfolg zu gewinnen, müssten sicher noch weitere therapierelevante Merkmale (Patientencharakteristika, Art der Behandlung, spezifische Settingbedingungen, Therapeutencharakteristika) berücksichtigt werden.

Auch wenn sich Bindungsmerkmale nicht konsistent als allgemeine Prädiktoren für therapeutischen Erfolg herausgestellt haben, so liegt angesichts der Betrachtung unsicherer Bindung als Risikofaktor für psychische Störungen doch die Idee nahe, Bindungsmuster durch geeignete therapeutische

Interventionen in Richtung Bindungssicherheit verändern zu wollen und somit Bindungsmerkmale selbst als Therapieerfolgsvariablen aufzufassen.

Wie bereits ausgeführt, sind Bindungscharakteristika zwar recht stabile, aber keineswegs unveränderbare psychologische Merkmale. Kognitionspsychologisch betrachtet, entsprechen Bindungsmuster kognitiven Schemata, die durch inkongruente Erlebnisse (korrektive emotionale Erfahrungen) oder durch metakognitive Reflexion (Einsicht, Neubewertung) verändert werden können. Beides scheint im Rahmen psychotherapeutischer Interventionen möglich. Empirisch ist die grundsätzliche Veränderbarkeit von Bindungsmustern im nicht klinischen Bereich auch gut belegt. Neben langfristigen, von der frühen Kindheit bis ins Erwachsenenalter reichenden Längsschnittstudien liegen hierzu Arbeiten zu Lebensübergängen, kritischen Lebensereignissen und nun auch zur Wirkung von Psychotherapie vor.

Peter Fonagy und Kollegen (1996) fanden zum Beispiel, dass 40 Prozent der Borderlinepatienten, die mit dem AAI eingeschätzt wurden, vom vermeidenden Bindungstyp vor der Therapie zum sicheren nach der Therapie wechselten. Ebenfalls mit dem AAI arbeiteten Diana Diamond (Diamond et al., 2003). Sie wendeten an allerdings nur zehn Borderlinepatienten das AAI vier Monate nach Beginn einer psychoanalytisch orientierten Therapie (»Übertragungsfokussierte Psychotherapie«) an und wiederholten es nach einem Jahr Behandlung. Von diesen zehn Personen wurde anfangs nur einer als sicher klassifiziert, acht Monate später waren es bereits drei.

Levy und Mitarbeiter (2006) publizierten eine Studie aus derselben Arbeitsgruppe, in der auch Vergleichsgruppen erhoben wurden. Wiederum wurden Borderlinepatienten untersucht und AAI-Erhebungen vor der Therapie und ein Jahr nach Therapiebeginn durchgeführt. Die neunzig Personen wurden randomisiert drei Behandlungsbedingungen zugewiesen (Übertragungsfokussierte Psychotherapie, Dialektisch-Behaviorale Therapie, Psychodynamisch-Supportive

Psychotherapie). Insgesamt wurden nur drei von ihnen vor der Behandlung als sicher klassifiziert. Signifikante Veränderungen wurden nur für diejenige Gruppe festgestellt, die eine Übertragungsfokussierte Psychotherapie erhielt. In dieser Gruppe wurden nach der Therapie sechs weitere Patienten als sicher eingestuft.

In einer Untersuchung von Travis und Mitarbeitern (2001) wurde mit dem »Bartholomew Attachment Rating« ein eher ungebräuchliches Interviewverfahren angewandt. Es fanden sich bei 29 Patienten mit verschiedenen Störungen Zuwächse in der eingeschätzten Bindungssicherheit vom Beginn der Therapie bis zum Therapieende, wohingegen sich ambivalente und ängstlich-vermeidende Bindungsanteile verringerten. Nach der Therapie wurden sieben Patienten als sicher eingestuft, vor der Therapie kein einziger. Zudem zeigten die nach der Therapie sicher eingestuften Patienten signifikant geringere Symptomwerte für die mit der Symptomcheckliste-90-R (SCL-90-R) eingeschätzte Ängstlichkeit und Depressivität sowie ein höheres allgemeines psychologisches Funktionsniveau (erhoben mit der auf Fremdeinschätzungen basierenden Global Assessment Scale).

Weiterhin verwendeten Lawson und Kollegen (2006) in einer nicht klinischen Stichprobe mit der AAS ein Selbstbeschreibungsinstrument zur Erhebung von Bindungsmerkmalen bei 42 wegen Gewalttätigkeit in Partnerschaften behandelten männlichen Personen. Nach 17 Wochen einer integrierten kognitiv-behavioralen/psychodynamischen Intervention wurde auch in dieser Studie ein signifikanter Zuwachs an als sicher gebundenen Behandlungsteilnehmern gefunden, darüber hinaus zeigten Männer, die in die sichere Bindungskategorie gewechselt waren, auch geringere Werte in einem Summenwert aus selbst eingeschätzter Ängstlichkeit und Depressivität zum Ende der Behandlung, nicht aber in der Global Assessment Scale.

Auf das psychotherapeutische Veränderungspotenzial für Bindungsmuster weist zudem die Studie von Kirchmann und Kollegen (2012) hin, bei der 189 Psychotherapiepatienten aus fünf verschiedenen Therapieeinrichtungen mit einer nicht klinischen Stichprobe verglichen wurden. Im Vergleich zur Kontrollgruppe erreichten die Patienten einen signifikanten Zuwachs in der Bindungssicherheit, der sich auch in der 1-Jahres-Katamnese als stabil erwies. Weiterhin konnten durch die Bindungssicherheit der Patienten zu Beginn der Therapie Veränderungen in depressiven Beschwerden zum Ende der Therapie aufgeklärt werden. Interessanterweise konnte durch die therapeutische Veränderung in der Bindungssicherheit die Stabilität der Reduktion depressiver Beschwerden nach der Therapie vorhergesagt werden.

Auch wenn weitere Studien zu therapieinduzierten Veränderungen von Bindungsmerkmalen wünschenswert wären, so zeichnet sich zusammenfassend doch ab, dass durch Psychotherapie ein Zuwachs an Bindungssicherheit erzielt werden kann und Bindungssicherheit ein sinnvolles Therapieerfolgskriterium darstellt, da ein Zuwachs an Sicherheit sowohl mit symptombezogenen Verbesserungen während der Therapie als auch mit der Stabilität dieser Verbesserungen nach der Therapie verbunden zu sein scheinen.

Therapeutische Beziehung und Bindungsbeziehung

Gemessen an den üblichen Kriterien für eine Bindungsbeziehung (etwa Bereitstellung einer sicheren Basis für die Exploration und eines Schutz bietenden »sicheren Hafens«) kann man annehmen, dass auch die therapeutische Beziehung unter positiven Umständen den Charakter einer Bindungsbeziehung erhält: »Der Klient findet im Therapeuten jemanden, der stärker und weiser als er selbst ist. Somit dürfte er mit dem Kliniker auf eine Art interagieren, die Erwartungen aus anderen Beziehungen widerspiegeln« (Dozier & Bates, 2004, S. 167, eigene Übersetzung).

Jessica L. Borelli und Daryn H. David kommen zu einer

ähnlichen Einschätzung: »Psychotherapie stellt einen Prozess dar, durch den Klienten die persönlichsten und sensibelsten Details ihrer Lebensgeschichten einer Person darlegen, von der sie hoffen, dass sie feinfühlig, versorgend und fürsorglich ist. Dieser Austausch weist deutliche Parallelen zu frühen Interaktionen mit einer Bindungsfigur auf. Idealerweise sollte zur Rolle eines effektiven Therapeuten gehören, zwei wesentliche Funktionen einer Bindungsfigur zu übernehmen, wie sie Bowlby konzipiert hat, nämlich die einer sicheren Basis und die eines sicheren Hafens« (Borelli & David, 2004, eigene Übersetzung).

Barry A. Farber und Kollegen (1995) relativieren die Analogie der therapeutischen mit der Eltern-Kind-Beziehung vor allem dahin gehend, dass die therapeutische Beziehung doch durch spezifische zeitliche, finanzielle, strukturelle und ethische Grenzen modifiziert würde. Dennoch sei speziell die Bereitstellung einer sicheren Basis für die Exploration ein wesentliches, bindungsrelevantes Charakteristikum der therapeutischen Beziehung. Peter Fonagy (2009) sieht deutliche Parallelen zwischen Entwicklungsprozessen und therapeutischen Prozessen insbesondere bezüglich der Affekte und der Bedeutung der Selbstregulation (durch Spiegelung). Mehrere Autoren (etwa Dozier & Bates, 2004) vertreten die Auffassung, dass Patienten beispielsweise (aber keineswegs nur) zu Beginn einer Therapie (einer Fremden Situation) auf Verhaltensweisen zurückgreifen, die vom inneren Arbeitsmodell der Bindung bzw. den entsprechenden »states of mind« abgeleitet sind, um mit unangenehmen Gefühlen fertig zu werden.

Brent A. Mallinckrodt (2000), einer der aktivsten Forscher auf dem Gebiet der Anwendung der Bindungstheorie im Kontext der therapeutischen Beziehung, entwickelte das Modell »Sozialer Kompetenzen im interpersonalen Prozess« (SCIP). Das Modell nimmt an, dass soziale Kompetenzen Fertigkeiten umfassen, die nötig sind, um zufriedenstellende und unterstützende Beziehungen zu entwickeln und aufrechtzuerhalten sowie persönlichkeitsimmanente Eigenschaften, die diese Fähigkeiten (»skills«) steuern.

Nach Mallinckrodt kann die Bindungstheorie auf der Basis früher Interaktionserfahrungen mit Bindungspersonen die Entwicklung sozialer Kompetenzen gut erklären. Diese wiederum wirken sich aus auf die soziale Unterstützung und die Qualität interpersonaler Beziehungen, den Umgang mit Belastungen und eben auch auf die psychotherapeutische Beziehung. Diese – so Mallinckrodt (2000) – trage dann Züge einer Bindungsbeziehung, wenn ein Klient dazu käme, sich tatsächlich auf den interpersonalen Prozess einzulassen.

Die empirische Forschung zum Thema ist in erster Linie von der Frage bestimmt, wie sich internalisierte Schemata von Beziehungen im therapeutischen Kontext bemerkbar machen, und zwar angefangen bei der Inanspruchnahme therapeutischer Hilfe über spezifische Beziehungsangebote und deren Bedeutung im Therapieprozess bis hin zu der Frage, ob und in welchem Maße auch die internalisierten Bindungserfahrungen auf Therapeutenseite für die therapeutische Allianz bedeutsam sind. Einige Autoren gehen so weit, einen Teil der »allgemeinen Wirkfaktoren« von Psychotherapie, die augenscheinlich für die Behandlungsergebnisse von größter Bedeutung sind, bindungstheoretisch zu erklären, etwa in dem Sinne, dass die Förderung des »sicheren Basisverhaltens« in Therapien unterschiedlicher theoretischer Ausrichtungen implizit oder explizit gefördert würde. Die nachfolgend beschriebenen Befunde basieren auf (hier aktualisierten) eigenen Zusammenfassungen, die an anderen Stellen ausführlich veröffentlicht wurden (etwa Strauß, 2008a).

Beziehungsangebote, Beziehungserwartungen, Übertragung und Gegenübertragung

Im Hinblick auf die Bereitschaft, überhaupt therapeutische Hilfe in Anspruch zu nehmen, werden in Abhängigkeit vom vorherrschenden Bindungsstil Unterschiede vermutet, die zum Teil auch schon empirisch gestützt sind. Mary Dozier und Brady C. Bates (2004) fassen diese Befunde zusammen und kommen zu dem Schluss, dass abweisend-vermeidend gebundene Menschen seltener Hilfe suchen und dazu neigen, ihre Probleme herunterzuspielen. Dies wird unter anderem deshalb als Resultat von Abwehr gewertet, da Studien bei Kleinkindern, aber auch bei Erwachsenen gezeigt haben, dass vermeidende Personen trotz einer nach außen gerichteten Bagatellisierung von Bindungsthemen autonom sehr aktiviert sind, das heißt deutliche Zeichen von Stress zeigen.

Auch wenn vermeidende Personen therapeutische Kontakte suchen, geben sie sich nach Amanda Slade (1999) eher »cool«, zurückhaltend, »pflegeleicht«-freundlich. Sie weisen Hilfe zurück und lenken die Aufmerksamkeit geschickt von emotionalen Themen ab, sie erkennen ihre Schwierigkeiten weniger an und sind auch weniger bereit, an interpersonalen Problemen zu arbeiten (siehe Tabelle 3).

Im Gegensatz zu abweisend-vermeidenden sind verstrickt gebundene Personen eher bereit, Hilfe in Anspruch zu nehmen, sie erscheinen eher fordernd. Nach Dozier und Bates (2004) erkennen diese Personen ihre Probleme durchaus an und neigen sogar dazu, ihre Situation zu übertreiben. Im Kontakt erweisen sie sich eher als bedürftig und fordernd, sie fordern ihr Gegenüber heraus, testen die Grenzen, provozieren dadurch unter Umständen Feindseligkeit und halten es schlecht aus, allein zu sein oder verlassen zu werden (vgl. Slade, 1999). Autonome Erwachsene werden dagegen als deutlich kooperativer und engagierter im Zusammenhang mit therapeutischen Hilfeangeboten beschrieben.

Über das Inanspruchnahmeverhalten von Personen mit unterschiedlicher Bindung liegen bislang noch wenig empirische Studien vor. Beispielsweise untersuchten Jon Korfmacher und Kollegen (1997) schwangere Frauen, welche die Möglichkeit erhielten, einen »home visitation service« zu nutzen, mit dem AAI: Die autonomen Mütter forderten deutlich aktiver und

Bindungsrepräsentation	Merkmale
Personen mit autonomer (sicherer) Bindung	• sind kooperativer, engagierter • werden positiver wahrgenommen • suchen aktiver Hilfe • Zusammenarbeit ist »vergnüglich« und »belohnend« • profitieren mehr von Therapien • entwickeln positivere/engere Arbeitsbeziehung • fokussieren Probleme besser • formulieren ähnliche Ziele wie ihre Therapeuten • zeigen differenziertere Objektwahrnehmung
Personen mit abweisender Bindung	• suchen seltener Hilfe • neigen zur Bagatellisierung von Problemen • sind weniger bereit, an interpersonalen Problemen zu arbeiten • zeigen häufiger Autonomiewünsche • lösen »unbehagliche«, feindselige Reaktionen aus • entwickeln weniger positive/kooperative Arbeitsbeziehung • schätzen andere (in Gruppen) weniger freundlich und weniger dominant ein • bewerten gruppenspezifische Wirkfaktoren als weniger hilfreich • provozieren »dauernden Kampf um die Beziehung« • entwickeln weniger Vertrauen
Personen mit verstrickter Bindung	• sind eher fordernd • übertreiben eher bei der Problembeschreibung • beschäftigen ihr Gegenüber und testen Grenzen • provozieren Feindseligkeit • vergessen ihr Gegenüber • entwickeln sehr starke Bindungen an Therapeuten • werden am ehesten für eine Therapie indiziert • wünschen sich intensivere und häufigere Kontakte

Tabelle 3: Zusammenfassung der empirischen Befunde zu ausgewählten Charakteristika von Personen mit autonomer, vermeidend-abweisender und verstrickter Bindung, die für die therapeutische Beziehung relevant sind

häufiger Hilfe und waren sehr viel kooperativer, die abweisenden waren am wenigsten kooperationsbereit (verstrickte Personen waren in der Stichprobe kaum repräsentiert).

Es wird in der klinischen Bindungsforschung davon ausgegangen, dass die bindungsbezogenen »states of mind« sowohl die Erwartungen der Patienten an ihre Therapeuten (im Sinne von Übertragungsbereitschaften) als auch die Reaktionen der Therapeuten auf unterschiedlich gebundene Personen (Gegenübertragung) beeinflussen. In der Tat ist beispielsweise mehrfach ein Zusammenhang von Bindungsrepräsentationen bzw. -stilen mit zentralen Beziehungskonfliktthemen nachgewiesen worden, was in der psychoanalytischen Psychotherapieforschung als Indikator für Übertragungsbereitschaft gewertet wird. So finden sich etwa Autonomiewünsche unter unsicher gebundenen Personen häufiger (Waldinger et al., 2003).

Es verwundert deshalb nicht, dass im Kontext der Bindungstheorie auch einige Studien zur Thematik von Übertragung und Gegenübertragung durchgeführt wurden, die auf klinischen Beobachtungen fußten, nach denen Menschen mit unterschiedlicher Bindungsrepräsentation ganz verschiedene Reaktionen in ihrem Gegenüber auslösen: Dozier und Bates (2004) beschreiben beispielsweise, dass sich Interviewer bei der Durchführung eines AAI mit einer abweisenden Person häufig unbehaglich fühlten, insbesondere wenn potenziell emotionale Themen zur Sprache kämen, da die interviewte Person vermittle: »Diesen Bereich bitte nicht betreten!« Personen mit verstricktem Bindungsstatus vermieden keineswegs die Diskussion ihrer Probleme und würden vor allem deshalb als eher beanspruchend erlebt, da sie ihr Gegenüber oft vergessen und gleichzeitig wenig einsichtsvoll über sich sprechen würden. Dagegen seien Interviews mit autonomen Personen »oftmals ein Vergnügen«.

In einer Untersuchung von Annegret Martin und Mitarbeiter (2007) wurden drei prototypische Episoden aus Erwachsenenbindungsinterviews mit Angstpatienten und -patientinnen in standardisierter Form 121 Studierenden und 52 angehenden Psychotherapeuten per Tonband präsentiert. Die Teilnehmenden sollten nach jedem Interviewausschnitt, der entweder typisch war für eine autonome, eine abweisende oder eine verstrickte Bindungsrepräsentation, ihre eigenen interpersonalen Impulse, ihre Befindlichkeit und die Gegenübertragungsgefühle standardisiert beurteilen, und zwar mithilfe des »Impact-Message-Inventory«, der Befindlichkeitsskala sowie einem eigens konstruierten »Gegenübertragungsfragebogen«. Darüber hinaus schätzten die Probanden ihre eigenen Bindungsstrategien in einem Beziehungsfragebogen ein (die Antworten waren für die Bewertungen allerdings nicht bedeutsam).

Die Studie bestätigte die Hypothese, dass die Narrative unterschiedlich gebundener Patientinnen auch spezifische Wirkungen in den Versuchspersonen hervorriefen, die sich sowohl im Hinblick auf interpersonale Reaktionen als auch im Hinblick auf die Befindlichkeit darstellen lassen. Interessanterweise unterschieden sich die Studierenden in den Reaktionen nicht wesentlich von den angehenden Therapeuten. Personen mit abweisender Bindung provozierten mit Abstand die feindseligsten Reaktionen, eher schlechte Befindlichkeit und negative Gegenübertragungsimpulse. Sichere Personen wurden am positivsten wahrgenommen.

Die Therapeuten wurden zusätzlich zu hypothetischen Behandlungsentscheidungen bzw. -indikationen befragt. Die verstrickte Patientin wurde am ehesten für eine Psychotherapie indiziert und bevorzugt, während die abweisende Person am häufigsten aufgrund fehlender Indikation abgelehnt wurde.

Susan S. Woodhouse und Kollegen (2003) zeigten, dass eher sicher gebundene, etwas weniger auch verstrickte Personen (klassifiziert mithilfe der Client Attachment to Therapist Scale, CATS, von Mallinckrodt et al., 1995) häufiger negative Übertragungen entwickelten, was die Autoren dahin interpretieren, dass Bindungssicherheit am ehesten die Basis für die Exploration negativer Gefühle böte, ohne Angst bezüglich potenziell negativer Reaktionen des Therapeuten. Bei abweisend gebundenen Personen wurden in der Studie insgesamt weniger Übertragungsreaktionen (positiv wie negativ) konstatiert.

Eine weitere Studie von Daniela P. Ligiero und Charles J. Gelso (2002) befasste sich mit den Zusammenhängen zwischen Bindungsmerkmalen, Gegenübertragungsverhalten (fremd beurteilt durch Supervisoren) und der therapeutischen Allianz. Hier zeigten sich keine Zusammenhänge zwischen Bindung und Gegenübertragung, wohl aber war eine negative Gegenübertragung assoziiert mit Beeinträchtigungen der therapeutischen Allianz. Positive Gegenübertragungsreaktionen wiederum waren verknüpft mit wenig ausgeprägter »Bindung« im Kontext der Arbeitsbeziehungen.

Ein mit potenziellen Übertragungs- und Gegenübertragungsreaktionen eng verbundenes Konstrukt, das in den letzten Jahren vielfach untersucht wurde, ist das der Bindungserwartungen von Patienten gegenüber ihrem Therapeuten bzw. die durch Bindungsrepräsentationen beeinflusste Wahrnehmung des Therapeuten durch den Patienten. Brent A. Mallinckrodt und seine Mitarbeiter (1995) entwickelten die oben schon genannte CATS, ein 36 Items umfassendes Inventar, das die Wahrnehmung des Therapeuten durch die Patienten aus einer Bindungsperspektive erfasst. Auf der Basis der CATS lassen sich diese Wahrnehmungen kategorisieren in die drei Hauptgruppen »sicher«, »vermeidend/ängstlich«, »verstrickt«.

Mit der CATS konnten die Autoren zeigen, dass sichere Klienten eine engere Bindung an den Therapeuten entwickeln, fokussierter arbeiten und häufiger ähnliche Ziele formulieren wie ihre Therapeuten. Vermeidende Patienten entwickelten weniger Vertrauen, waren weniger kooperativ und übereinstimmend im Hinblick auf die Therapiezielformulierungen. Die verstrickte Gruppe schließlich war charakterisiert durch sehr starke Bindungen an den Therapeuten und Wünsche nach intensiveren und häufigeren Kontakten zu ihm. Auf der Basis des Instruments wurden seither weitere Studien durchgeführt: Mallinckrodt et al.

(2005) beispielsweise zeigten Zusammenhänge zwischen Trennungsangst in der Familie, Rollenumkehr und Konflikten in der Elternehe mit Alexithymie (»Gefühlsblindheit«) und einer beeinträchtigten Bindung an den Therapeuten. Die Alexithymie erwies sich als Mediator zwischen familiärer Dysfunktion und Bindung.

In der Arbeit von Mallinckrodt und Kollegen (ebd.) wird berichtet, dass sichere Bindungserwartungen an den Therapeuten wiederum mit einer intensiveren, auf Exploration gerichteten psychotherapeutischen Arbeit, einer positiveren Arbeitsbeziehung und differenzierteren Objektbeziehungen verknüpft war. Die CATS erklärte in dieser Studie und in einer Reanalyse älterer Daten der Arbeitsgruppe beträchtliche Aspekte der Varianz bezüglich der Einschätzungen von Therapiestunden, die das Working Alliance Inventory (WAI) als das am meisten verbreitete Maß zur Erfassung der therapeutischen Beziehung *nicht* erklären konnte. Auch wenn also einzelne Aspekte der Arbeitsbeziehung mit Bindungssicherheit korrelierten, scheinen die Konstrukte keineswegs identisch. Während mit dem WAI das aktuelle Beziehungserleben und die erlebte Wirksamkeit der Arbeitsbeziehung erfasst werden, bildet die CATS Erwartungen gegenüber der Person des Therapeuten ab, die aus früheren Erfahrungen gespeist werden. Diese sollte somit im therapeutischen Kontakt reflektiert werden.

Mallinckrodt (2000) konnte auch zeigen, dass Selbstwirksamkeit und Bindungssicherheit – in dem Modell »Konstituenten sozialer Kompetenz« – ebenso wie das erinnerte elterliche Verhalten die Qualität der therapeutischen Beziehung beeinflussten. Positiv erinnertes elterliches Erziehungsverhalten und sichere Bindung sind demzufolge deutlich mit einer besseren Arbeitsbeziehung oder Allianz verbunden.

Ein mit der CATS vergleichbares Instrument im deutschsprachigen Raum ist der schon erwähnte Bielefelder Fragebogen zur Klientenerwartung (BFKE, Höger, 1999). Es basiert auf der Annahme, dass sich Patienten vor und zu Beginn einer Psychotherapie in einem Zustand von Kummer und Not befinden und somit ihr Bindungssystem aktiviert ist, womit Erwartungen an den Therapeuten und Vorstellungen bezüglich ihres eigenen Beziehungsangebots von ihrem inneren Arbeitsmodell von Bindung bestimmt werden (Höger 2002). Der BFKE (ebenso wie das auf Partnerschaften bezogene Äquivalent BFPE, Höger & Buschkämper, 2002) umfasst drei Dimensionen bzw. Skalen, nämlich:

- Akzeptanzprobleme: Selbstzweifel, Misstrauen, erwartete Ablehnung,
- Öffnungsbereitschaft: Fähigkeit, über sich und eigene Bedürfnisse bzw. Gefühle zu sprechen,
- Zuwendungsbedürfnis: bewusste Wahrnehmung des Wunsches nach Präsenz und Zuwendung des Therapeuten.

Mehrere Studien haben mittlerweile gezeigt, dass auf der Basis der Skalenwerte mithilfe von Cluster- und Diskriminanzanalysen stabil fünf verschiedene Personengruppen zu identifizieren sind:

1. sichere,
2. vermeidend-anklammernde,
3. bedingt-sichere (als Varianten vermeidender bzw. deaktivierter Bindungsmuster),
4. ambivalent-anklammernde,
5. ambivalent-verschlossene.

Der BFKE wurde (noch) nicht umfassend im Kontext von Studien zur therapeutischen Beziehung angewandt (obwohl dies natürlich naheläge), wohl aber mit dem Therapieerfolg in Verbindung gebracht. Wir (Strauß et al., 2006) beispielsweise konnten in einer Stichprobe von mehreren Hundert stationären Patientinnen und Patienten zeigen, dass Personen, die sich als »bedingt sicher« beschreiben, besonders von der Behandlung profitierten, während die ambivalenten das ungünstigste Ergebnis aufwiesen.

Bindungsmerkmale und therapeutische Allianz

Über die genannten Berichte, die sich speziell mit Aspekten der bindungsbedingten Erwartungen an eine Therapie bzw. den Therapeuten und daraus resultierende Beziehungsangebote, Übertragungs- und Gegenübertragungsreaktionen befassten, gibt es bereits eine weitere Zahl von Studien, die sich mit dem Einfluss von Bindungsmerkmalen auf die Qualität bzw. Beeinträchtigungen der therapeutischen Beziehung beschäftigen.

Sichere Bindung (und positiv erinnerte Erfahrungen mit wichtigen Bezugspersonen) scheint am ehesten mit einer positiven therapeutischen Beziehung (meist erfasst mit dem WAI) zusammenzuhängen. In der Konzeption therapeutischer Arbeitsbeziehung oder Allianz, die dem WAI zugrunde liegt, wird diese differenziert in »goals« (verfolgen Therapeut und Patient gemeinsame Ziele), »tasks« (sind sie sich einig darüber, wie diese Ziele erreicht werden) und »bonds« (besteht eine emotionale Verbindung zwischen den Beteiligten). Erwartungskonform hängen Bindungssicherheit und teilweise auch ängstliche Bindung mit dem Bindungsaspekt (»bonds«) der therapeutischen Allianz zusammen. Ängstliche Bindung sagt insgesamt eher eine weniger positive Bewertung der (gesamten) therapeutischen Beziehung vorher.

Nicht in allen Studien allerdings hat sich ein direkter Zusammenhang von unsicherer Bindung und einer spezifischen Qualität der therapeutischen Beziehung gezeigt, wenngleich ängstlich-vermeidende Bindung negativere Behandlungsergebnisse voraussagte bzw. Muster der therapeutischen Allianz in Abhängigkeit von der Bindungsorganisation von Patienten unterschiedlich variieren. In einer Studie (Kivlighan et al., 1998) erwies sich der Bindungsstatus als Moderatorvariable für den Zusammenhang der Erfahrung des Therapeuten und der von ihm wahrgenommenen Qualität der Arbeitsbeziehung: Bei bindungsunsicheren Patienten hatte die Erfahrung des

Therapeuten Einfluss auf die Bewertung der therapeutischen Allianz, nicht so bei bindungssicheren Personen.

Eine systematische Zusammenfassung der Befunde der Bindungsforschung zur therapeutischen Beziehung findet sich bei Marc J. Diener und Joël M. Monroe (2011): Die Autoren fassten 17 unabhängige Studien mit insgesamt 886 Personen zusammen und belegen einen deutlichen Zusammenhang von Bindungssicherheit mit positiver therapeutischer Allianz und eine Korrelation von Bindungsunsicherheit und Problemen in der therapeutischen Beziehung, wobei sich durchaus eine Abhängigkeit der Befunde von den Patientenmerkmalen und den therapeutischen Prozeduren zeigt. Der Zusammenhang ist ausgeprägter, wenn Patienten insbesondere strukturell weniger beeinträchtigt sind, sowie in Therapien, die stark auf die Beziehung fokussieren.

Auch im Hinblick auf die Bewertung von Therapiegruppen bzw. die Erfahrung von therapeutischen Faktoren in der Gruppe erwiesen sich Bindungsmerkmale als relevant (vgl. dazu die Publikation von Marmarosh et al., 2013). Brent A. Mallinckrodt und Delphine Chen (2004) zeigten, dass die Wahrnehmung anderer in der Gruppe durch den Bindungsstatus insbesondere bei vermeidenden Personen gering ausfällt: Sie schätzen andere weniger freundlich, aber auch weniger dominant ein. In einer eigenen Untersuchung (Sachse & Strauß, 2002) bewerteten vermeidend-gebundene Patienten interpersonale Gruppenerfahrungen (Altruismus, Kohäsion, interpersonales Lernen) deutlich weniger hilfreich als »kognitive« Erfahrungen (Klarifikation, Einsicht).

Ein Ziel einer psychotherapeutischen Behandlung, so Dozier & Bates (2004), sei die direkte oder indirekte Modifikation des »state of mind« eines Patienten. Der Weg (Prozess), der dorthin führt, würde unterschiedlich empfunden. So sei die Behandlung autonomer Personen oftmals »belohnend«, während die Behandlung abweisender Patienten ein »dauernder Kampf um die Beziehung sei«. Wie Psychotherapeutinnen und -therapeuten damit umgehen, wissen wir bislang allenfalls aus

Fallbeschreibungen. Eine der wenigen Studien, die sich mit großem Aufwand auf die Analyse von Interventionen im Zusammenhang mit bindungsrelevanten Äußerungen befassten, ist die von Gillian E. Hardy und Kollegen (1999). Dieser Studie zufolge werden offensichtlich die Reaktionen der Therapeuten durch den Bindungsstil der Patienten variiert: Auf Klienten mit verstrickter Bindung reagierten die Therapeuten vorwiegend mit Interventionen, die zur Reflexion anregen sollten, auf abweisend-gebundene reagierten sie eher mit Interpretationen.

Es mag also sein, dass Therapeuten sich intuitiv variabel auf das durch Bindungserfahrungen beeinflusste Beziehungsangebot von Patienten einstellen und dass vor diesem Hintergrund erklärbar ist, warum die Zusammenhänge zwischen Bindungsstil und therapeutischer Beziehung ebenso wenig eindeutig sind wie die Befunde zur vorhersagbaren Qualität von Bindungsstilen für den Behandlungserfolg. Die meisten Studien hierzu zeigen immerhin, dass das *Ausmaß an Bindungssicherheit* den Behandlungserfolg am besten vorhersagt.

Ein potenziell bedeutsamer Moderator für den Zusammenhang zwischen Bindungsmerkmalen auf Patientenseite, der therapeutischen Beziehung und dem Behandlungsergebnis dürfte sicherlich die Bindungsgeschichte bzw. der Bindungsstil der Therapeuten sein, zu deren Qualität sich in der empirischen Forschung langsam auch erste Befunde finden lassen.

Bindungsstile von Therapeuten und ihre Bedeutung für die therapeutische Beziehung

In den letzten Jahren hat sich in der Psychotherapie und insbesondere in der Psychotherapieforschung vermehrt gezeigt, dass die Person des Therapeuten als Variable des Therapieerfolgs in der Vergangenheit viel zu sehr vernachlässigt wurde. Entsprechend zeigt sich, dass wissenschaftliche Studien zur Vorhersage von Behandlungserfolgen verstärkt überprüfen, welche Anteile durch die Merkmale des Therapeuten aufgeklärt werden können. Auch wenn dieses Feld noch in den Kinderschuhen steckt, hat sich doch gezeigt, dass die Varianzaufklärung durch die Therapeutenmerkmale durchaus vergleichbar ist mit dem Ausmaß an Varianz, das zum Beispiel durch allgemeine Wirkfaktoren wie die Qualität der therapeutischen Beziehung erklärt werden kann.

Insbesondere in der Psychoanalyse hat die Frage, was gute Psychotherapeuten ausmacht, zumindest mehr im Mittelpunkt gestanden als bei anderen Ansätzen, nicht zuletzt im Kontext der Auswahl von geeigneten Kandidatinnen und Kandidaten für die psychoanalytische Ausbildung. Peter Fonagy (2001) hat – anders als viele andere Autoren, die ihre Kriterien doch sehr viel unschärfer definiert haben – postuliert, dass gute Therapeuten guten Eltern ähneln sollten. Er bezieht sich dabei auf die Befunde der Bindungsforschung, nach denen die Kinder mentalisierungsfähiger Eltern sehr viel häufiger sicher gebunden sind.

Psychotherapeutinnen und Psychotherapeuten sind möglicherweise eine, was negative Bindungserfahrungen anbelangt, »vulnerable« Gruppe: Fred W. Fussell und Warren C. Bonney (1990) haben beispielsweise gezeigt, dass Therapeuten im Vergleich zu Physikern sehr viel häufiger traumatisiert waren und dass sie ähnlich problematische Vorgeschichten aufweisen wie etwa Priester und Psychiatriepatienten.

Nicht zuletzt befördert durch die Befunde der klinischen Bindungsforschung und die Wiederintegration der Bindungstheorie in die Psychoanalyse, hat sich im psychoanalytischen Kontext (siehe etwa Halpern, 2003) eine Diskussion darum entwickelt, ob zum Beispiel ausführliche Bindungsinterviews von Ausbildungskandidaten sinnvoll und notwendig sind und möglicherweise auf der Basis dieser Interviews eine prospektive Überprüfung des Ausbildungserfolgs möglich ist. »The clinician's own state of mind affects his/her interactions with the client«, schreiben Mary Dozier und Brady C. Bates (2004, S. 171); sie haben in jüngster Zeit auch andere Autoren auf die

Bedeutung der Bindungsmerkmale von Psychotherapeuten hingewiesen. Jessica L. Borelli und Daryn H. David betonen die Sensitivität für die Bedürfnisse der Patienten: »Der Therapeut muss dem Sog widerstehen, gegenüber einem Klienten abweisend zu reagieren, wenn er dabei helfen will, dessen Erwartungen zu ändern [...] und nicht dessen Weltbild zu bestätigen« (Borelli & David, 2004, S. 263, eigene Übersetzung).

Um dies wirklich zu propagieren, sind naturgemäß noch eine ganze Reihe von Untersuchungen zur Frage notwendig, welche Bindungsmerkmale bei Psychotherapeuten überhaupt vorzufinden sind.

Rob Leiper und Philippa Casares (2000) führten eine schriftliche Befragung von klinischen Psychologen in Großbritannien durch: 70 Prozent der antwortenden Personen beschrieben sich in einem Fragebogen als sicher gebunden, unter den unsicheren fanden sich vor allem »zwanghaft fürsorgliche«. Die Bindungsunsicheren beschrieben mehr Schwierigkeiten in ihrer Praxis, fühlten sich weniger unterstützt und durch ihre Arbeit mehr in ihrem Alltagsleben beeinträchtigt. In einer mit dem BFPE durchgeführten Befragung erfahrener deutschsprachiger Psychotherapeuten durch Carlotta Nord und Kollegen (2000) zeigte sich, dass lediglich 20 Prozent als sicher gebunden klassifiziert werden konnten. Die Mehrzahl war charakterisierbar durch geringe Akzeptanzprobleme, durch Offenheit, aber durch ein *geringes Bedürfnis nach Nähe und Zuwendung*, was die Autoren als Variante eines deaktivierten, abweisenden Bindungsstils interpretierten.

Dieser Befund stünde in Übereinstimmung mit dem theoretischen Konzept eines »guten« Therapeuten, das Robert E. Elliott (2000) formulierte. Elliott meinte, dass die Merkmale eines guten Therapeuten zum einen spezifische Fertigkeiten seien, zum Beispiel die Fähigkeit zur Kommunikation und dazu, eine Halt gebende Umgebung herzustellen. Darüber hinaus gehörten interpersonale Fähigkeiten dazu: sich um andere zu kümmern, Interesse zu bezeugen, tolerant zu sein, zuzuhören und empathisch zu wirken. Schließlich sei es nötig, interpersonale Funktionen zu erfüllen, zu denen er neben der Akzeptanz der eigenen Person und einem Bewusstsein von der inneren Komplexität, von inneren Widersprüchen, Grenzen und blinden Flecken auch ein ausgewogenes Bindungsmuster annahm. Dieses sollte seiner Meinung nach eine nicht allzu sichere Bindung umfassen, sondern eher eine gewisse Bindungs*distanz*, die aber natürlich nicht einem völligen Mangel an Bindung gleichen sollte.

Reagieren unsicher gebundene Therapeuten tatsächlich weniger empathisch, wie dies Gabriella Rubino und Kollegen (2000) beschrieben? Verzeichnen unsichere Therapeuten mehr Abbrüche und werden sie von ihren Patienten negativer bewertet, wie S. Stuart et al. (1990) darstellen?

Es ist möglich, dass Bindungssicherheit, Sensitivität und die häufig damit verbundene Mentalisierung aufseiten von Therapeutinnen und Therapeuten günstig ist für die Entwicklung einer guten Arbeitsbeziehung, da sie damit ihren Patienten in der Mentalisierungsfähigkeit »voraus« sind (Diamond et al., 2003; Blatt & Shahar, 2004).

Es ist aber auch möglich, dass *bestimmte* Konfigurationen für den Prozess und das Ergebnis einer Psychotherapie günstig sind; dafür sprechen jedenfalls einige der vorliegenden empirischen Befunde. Mary Dozier und Kollegen (1994) zeigten, dass autonome Casemanager mit vermeidend-gebundenen Klienten eher »psychologisch« intervenierten, mit verstrickten Klienten dagegen eher »praktisch«. Wenig autonome Casemanager verhielten sich genau umgekehrt und erfüllten somit eher die auf Bindungserfahrungen beruhenden Erwartungen. In einer späteren Studie zeigten sich weitere Hinweise auf eine (günstige) Komplementarität: »Kliniker, die sich nicht um Bindungsaspekte kümmerten, arbeiteten effektiver mit Klienten, die mehr in Bindungsangelegenheiten verstrickt waren« (Tyrell et al., 1999, S. 729, eigene Übersetzung).

In einer der jüngsten Studien zu dieser Frage untersuchten Eric M. Sauer und Mitarbeiter (2003) die Zusammenhänge zwischen Bindungsmerkmalen auf Patienten- und Therapeutenseite und therapeutischer Allianz in einer Stichprobe von 20 Therapeuten und 28 Patienten. Die Zusammenhänge waren moderat: Ängstliche Bindung auf Therapeutenseite hatte einen positiven Einfluss auf die Bewertung der therapeutischen Beziehung lediglich in der ersten Sitzung, nicht aber in weiteren Sitzungen der untersuchten Kurzzeittherapien. Der Einfluss der Zeitdauer auf die Entwicklung einer positiven Arbeitsbeziehung war deutlich größer als der Einfluss von Bindungsmerkmalen.

In einer aufwendigen Studie mithilfe des Erwachsenenbindungsinterviews, federführend von Henning Schauenburg (Schauenburg et al., 2010) durchgeführt, wurde überprüft, wie sich Bindungsmuster unter Psychotherapeuten verteilen, wie diese sich auf das therapeutische Selbstbild auswirken und welche Einflüsse sich zwischen Bindungsmustern und Therapieergebnissen im Hinblick auf die Behandlung von Patienten in einer stationären Psychotherapie auswirkten. Schauenburg und Mitarbeiter vermuten, dass vermeidende Therapeuten dazu neigen, im therapeutischen Kontakt zu distanziert zu sein sowie Abhängigkeits- und Idealisierungsbedürfnisse von Patienten nicht zuließen. Ambivalente Therapeuten dagegen könnten zu sehr unter Druck stehen, erfolgreich sein zu müssen, und sehr rasch Schuldgefühle erleben, wenn sie von Patienten kritisch gesehen werden.

Da sich das innere Arbeitsmodell von Bindung ja auch als eine Art von Bindungs*gedächtnis* verstehen lässt, könnten die inneren Modelle von Therapeuten beispielsweise im Fall vermeidender Bindung dazu beitragen, dass bestimmte bindungsrelevante Themen nicht beachtet bzw. vergessen werden. Von vermeidenden Therapeuten ist zu erwarten, dass sie die bindungsrelevanten Situationen bagatellisieren und möglicherweise auch die Bindungsbedürfnisse von Patienten zu wenig würdigen, während ambivalent-verstrickt gebundene Therapeuten dies möglicherweise im Übermaß tun.

In der Studie von Schauenburg (ebd.) wurden 31 praktizierende Psychotherapeuten untersucht und im Kontext der

Untersuchung die Therapieergebnisdaten von 1.513 Patienten auf die Therapeutendaten bezogen. Die Mehrzahl der Therapeuten war psychodynamisch oder psychoanalytisch orientiert. Je nach Methode zeigte sich, dass die Verteilung der Bindungsmuster, erfasst mit dem AAI bzw. dem AAP, in etwa den Mustern entsprachen, die auch für die Normalpopulation berichtet werden, das heißt einem Anteil von rund 60 Prozent mit sicherer Bindung. Allerdings wurden anders als in der Normalbevölkerung mehr ambivalent als vermeidend gebundene Therapeuten klassifiziert.

Einen Hinweis auf unaufgelöste Traumatisierungen oder Verluste, wie sie mit dem AAP erfasst werden, fand sich bei etwas mehr als einem Fünftel der Therapeuten, was ebenfalls der Verteilung der Normalbevölkerung entspricht. Erwartungsgemäß zeigten sich in der Studie Zusammenhänge zwischen Bindungsrepäsentanz und dem professionellen Selbstbild, so berichteten ambivalent-verstrickte Therapeuten eher einen Mangel an neutraler Kompetenz, während sich vermeidende Therapeuten weniger permissiv einschätzten. Auch wenn dies methodisch möglicherweise schwer interpretierbar ist, ergaben sich in der Studie gewisse Zusammenhänge zwischen dem Therapieerfolg und der Bindungsrepräsentation und vor allem der therapeutischen Beziehung, wobei die Autoren allerdings zu dem Schluss kamen, dass in der stationären Gruppenpsychotherapie die Bindungsrepräsentation einzelner Psychotherapeuten sehr viel weniger Einfluss habe (aufgrund der Kompensierbarkeit durch andere Personen und Therapien) als in der Einzelpsychotherapie.

Seitdem die Bindungstheorie zunehmend wieder im klinischen Feld rezipiert wird und in die klinische Forschung Eingang gefunden hat, haben sich zahlreiche relevante Befunde ergeben, welche die Nützlichkeit der Theorie und der daraus abgeleiteten Methoden unterstreichen. Ein vielfach replizierter Befund der klinischen Bindungsforschung ist, dass die große Mehrheit der Patientinnen und Patienten in Psychotherapie eine unsichere Bindungsrepräsentation aufweist (vgl. Schauenburg & Strauß, 2002). Dieser Umstand ist für die Psychotherapie und die Gestaltung bzw. Entwicklung der therapeutischen Beziehung von Bedeutung, da sich Personen mit unterschiedlichen Formen von Bindungsunsicherheit eben auch in ihren Interaktionen unterscheiden und ganz verschiedene Reaktionen in ihrem Gegenüber auslösen.

So gesehen ist es sinnvoll, die Befunde der Bindungsforschung in Beziehung zu setzen zu Beobachtungen im Kontext psychotherapeutischer Interaktion, speziell der therapeutischen Beziehung, die – wie oben angemerkt – zumindest Züge einer Bindungsbeziehung trägt bzw. tragen kann und sollte.

Bindungsverhalten und innere Arbeitsmodelle: Erkenntnisse für die Psychotherapie

John Bowlby ging es bei der Entwicklung der Bindungstheorie primär darum, Klinikern ein Modell an die Hand zu geben, das zu einem besseren Verständnis der Beziehungsgestaltung ihrer Patientinnen und Patienten auf der Basis früher Bindungserfahrungen führen sollte. Er wollte Verständnis dafür wecken, dass vermittelt über innere Arbeitsmodelle von Bindung zumindest in spezifischen Kontexten, allem voran in Situationen innerer Not, Verlassenheit und Einsamkeit, interpersonale Strategien aktiviert werden, die am besten aus deren Bindungsgeschichte zu verstehen sind.

Für die klinische Anwendung der Theorie ist bedeutsam, dass Bindungsverhalten und gleichermaßen daraus resultierende innere Arbeitsmodelle keineswegs per se pathologisch oder salutogenetisch sind, sondern Strategien repräsentieren, mit denen die Betroffenen gelernt haben, mit ihren realen Bindungs- und Beziehungserfahrungen zurechtzukommen. Dies schließt sowohl das Bindungsverhalten, wie es bei Kleinkindern beobachtbar ist, als auch die inneren Arbeitsmodelle von Bindung ein, die naturgemäß »verformt« und beeinflusst sind durch Abwehrprozesse, die es dem Betroffenen wiederum ermöglichen, mit den erlebten Bindungserfahrungen und realen Situationen besser umzugehen.

Es ist nicht verwunderlich, dass Lorna Smith Benjamin, die eine eigene Theorie über die interpersonalen Grundlagen von Störungen der Persönlichkeit entwickelt hat, diese Theorie stark auf die Bindungstheorie stützt. In ihrer Konzeption sind auch noch so »verquere« Strategien der Beziehungsgestaltung, die insbesondere bei Personen mit Persönlichkeitsstörungen zu beobachten sind, aus dem Bedürfnis heraus entstanden, von primären Bezugspersonen geliebt zu werden. Unter dem schönen Titel »Every psychopathology is a gift of love« beschrieb sie diese theoretische Grundannahme (Benjamin, 1993).

Bindungstheoretische Konzeptionen von Psychotherapie

David J. Wallin (2007) ist einer der Autoren aus jüngster Zeit, der Bindungskonzepte mit zeitgemäßen Konstrukten in der Psychotherapie, wie Mentalisierung und Achtsamkeit, in Verbindung bringt. Wallin zeigt auf, dass eine Veränderung der inneren Arbeitsmodelle von Bindung die Zielsetzung der Psychotherapie sein sollte, und führt dies am Beispiel prototypischer Patienten mit abweisendem, verstricktem bzw. einem »unresolved« Bindungsstil aus.

Psychische Gesundheit aus der Sicht der Bindungstheorie bezöge sich nach Jeremy Holmes (2012) auf Empathie(fähigkeit), prosoziale Verhaltensweisen, eine gute Selbstregulation, eine Mobilisierung von Hilfe, falls diese nötig ist, das Zurechtkommen mit Intimität, aber auch auf Alleinsein und die Verfügbarkeit eines »inneren Aussichtspunktes«, mit dem Holmes treffend die Mentalisierung bezeichnet.

In der wissenschaftlichen Literatur zur Bindungstheorie wurde immer wieder der Versuch gemacht, zentrale bindungsrelevante Themen zu identifizieren und zu beschreiben. So berichten Johannes C. Ehrenthal und Kollegen (2013) über eine Studie im stationären Bereich, in der bei vierzig Patienten als Auslöser bindungsrelevanter Situationen in der Psychotherapie häufig interpersonelle Konflikte und Verluste auszumachen waren. Des Weiteren wurden bindungsrelevante Situationen mit dem Therapiebeginn bzw. -ende verknüpft, mit besonderen Belastungen durch Symptome, mit spezifischen Interventionen wie Schweigen, Provokationen, mit einer Thematisierung der therapeutischen Beziehung sowie mit realen bzw. bevorstehenden Wechseln im therapeutischen Personal. Als zentrale Bindungsthemen in der Therapiesituation wurden der Wunsch nach Hilfe und Unterstützung, ein Zurückweisungserleben, Aspekte der Selbstöffnung und der Wunsch nach einem besseren Verständnis der eigenen Reaktionen im zwischenmenschlichen Bereich besonders häufig genannt.

Andere Autoren, die sich mit der Relevanz von Bindung in der Psychotherapie beschäftigen, fokussieren im Hinblick auf therapierelevante Themen auf die Veränderung innerer Arbeitsmodelle von Bindung (siehe oben), die Gestaltung der therapeutischen Beziehung im Sinne einer sicheren Basis, die Prozessierung von Beziehungserfahrungen, Themen, die mit Trennung, Verlust, Abschied und Grenzen verbunden sind, spezifische therapeutische Strategien im Umgang mit einzelnen Bindungsstilen bzw. Bindungsmustern und Aspekte der Gegenübertragung.

Peter Fonagy hat das Modell entwickelt, wonach die Bindungssicherheit und ein daraus resultierendes »agentisches Selbst« die (evolutionäre) Grundlage bieten für die Entwicklung einer adäquaten und kohärenten Affektrepräsentation, für die Ausbildung adäquater, selektiver Mechanismen der Aufmerksamkeit, die eine effektive Kontrolle der Umwelt ermöglichen, und für die Mentalisierungsfähigkeit. Diese drei Aspekte wiederum bilden die Basis für eine Funktion, die Fonagy et al. (2004) als »interpersonalen Interpretationsmechanismus« bezeichneten.

Die Arbeitsgruppe um Fonagy konnte zeigen, dass es einen deutlichen Zusammenhang zwischen der Mentalisierungsfähigkeit einer Bindungsfigur und der Bindungssicherheit eines Kindes gibt: Eltern, denen auf der Basis des Erwachsenenbindungsinterviews (AAI) eine hohe Mentalisierungsfähigkeit bescheinigt wurde, hatten im Vergleich zu wenig selbstreflexiven Eltern eine drei- bis vierfach erhöhte Wahrscheinlichkeit, sicher gebundene Kinder zu haben. Das Konzept der Mentalisierungsfähigkeit spielt sowohl in bindungstheoretischen Überlegungen zur Entstehung von psychischen Störungen eine große Rolle als auch im Zusammenhang mit den Zielstellungen psychotherapeutischer Behandlungen (»enhancement of meta-cognition and the bringing about of integration of unmentalized internal working models [as] a generic aspect of therapy«).

Autoren wie Holmes oder Fonagy, um nur zwei der Protagonisten zu nennen, haben in den letzten Jahren ausgeführt, dass das Bindungssystem eine Basis für psychotherapeutische Veränderungen darstellt. Sie begründen dies damit, dass es tatsächlich deutliche Parallelen zwischen Entwicklungsprozessen und psychotherapeutischen Prozessen gibt, insbesondere im Hinblick auf die Verarbeitung von Affekten und die Selbstregulation, die im Entwicklungsverlauf wie auch in der Psychotherapie nicht ohne Spiegelung veränderbar sind. Insbesondere Fonagy, der auf der Basis der Bindungstheorie und ihrer Weiterentwicklung gemeinsam mit Anthony Bateman (Bateman & Fonagy, 2003) das Konzept der »Mentalisierungsbasierten Psychotherapie« entwickelte, propagiert, dass in der Psychotherapie das Bindungssystem und die Mentalisierung koaktiviert werden müssten bzw. dass durch diese simultane Aktivierung eine Veränderung von Mentalisierung überhaupt erst möglich werde.

Praktische Konsequenzen der Bindungstheorie für die Psychotherapie

So faszinierend die Theorie und die Ergebnisse der Bindungsforschung auch sein mögen, so frustrierend mag es für Psychotherapeuten sein, zu erkennen, dass sich daraus keineswegs eindeutige »Rezepte« ableiten lassen und die Erkenntnisse nicht eins zu eins in therapeutische Interventionen umsetzbar sind.

Nach dem heutigen Stand ist wohl eher davon auszugehen, dass die Bindungstheorie und die aus ihr abgeleitete Forschung zu einer differenzierteren Reflexion der *therapeutischen Haltung* beitragen kann. Dies lässt sich zum einen im Hinblick auf basale psychotherapeutische Fertigkeiten im Sinne von Feinfühligkeit und interpersonaler Kompetenz vermuten, zum anderen auf konkrete Fertigkeiten im Umgang mit Bindungs- bzw. Explorationsbedürfnissen der Patientinnen und Patienten.

Zu dem Erstgenannten meint Jeremy Holmes (2012) unter Verweis auf die entwicklungspsychologischen Studien von Beatrice Beebe (Beebe & Lachmann, 2004), dass in der persönlichen Entwicklung des Kindes wie auch in der Psychotherapie ein »partiell kontingentes Spiegeln« die richtige Strategie sei. Beebe und Lachmann baten in ihren Untersuchungen Mütter von vier Monate alten Kindern, mit diesen ein Spiel zu spielen, bei dem sie die Äußerungen des Kindes verfolgen sollten. Die Mütter von sicher gebundenen Kindern (Bindungssicherheit wurde hier mit der Fremden Situation im Alter von einem Jahr determiniert) waren in der Lage, den Vokalisierungen ihrer Kinder auf eine teilweise (also keineswegs immer) kontingente Art und Weise zu folgen. Beebe und Lachmann sprechen von einer dem Jazz ähnlichen Improvisation. Demgegenüber waren die unsicher gebundenen Mütter entweder gar nicht in der Lage, die Vokalisierungen aufzunehmen und diese zu verfolgen, oder sie übertrieben es beispielsweise auch im Sinne einer zu genauen Wiedergabe.

Aus diesem Befund folgert Holmes (2012), dass das »partiell kontingente Spiegeln« (PKS) auch als ein Modell für eine »psychoanalytische Metakompetenz« gelten könne, die sich darin ausdrückt, dass der Therapeut mit den spontanen Assoziationen des Patienten arbeiten kann, aber dem Patienten auch Raum dafür lässt, die Äußerungen des Therapeuten zu kommentieren. Holmes bezieht sich hier auf das Konzept des »leapfrogging« (Bockspringen) im Sinne Malans (1979).

Damit wird beschrieben, dass die Assoziationen des Patienten im Therapeuten einen Gedanken stimulieren, der über eine deutende Äußerung wiederum dem Patienten ermöglicht, woanders »hinzuspringen« und damit weiterzuarbeiten. Über das PKS kann es durchaus dazu kommen, dass die Beteiligten nicht übereinstimmen und Sichtweisen korrigiert werden können und müssen. Dieses Vorgehen ist beziehungsorientiert und dialogisch (vgl. Holmes 2012).

Diese Konzepte finden zunehmend ihren Weg in die Aus- und Weiterbildung von Psychotherapeuten.

Zu den für den therapeutischen Alltag nützlichen Konzepten aus der Bindungstheorie gehört insbesondere das der sicheren Basis. Bowlby hat in einem seiner letzten Aufsätze wesentliche Aufgaben des Psychotherapeuten formuliert, die primär darin bestehen, eine sichere Basis herzustellen, von der aus der Patient seine eigenen Beziehungserfahrungen der Vergangenheit und der Gegenwart in der therapeutischen Beziehung explorieren kann, um dann neue Verhaltensweisen auszuprobieren, mit denen das innere Arbeitsmodell von Bindung gegebenenfalls verändert werden kann.

Im Kontext des sicheren Basiskonzepts ist die antagonistische Beziehung zwischen Bindungs- und Explorationsverhaltenssystem von besonderer Bedeutung. Entsprechend den entwicklungspsychologischen Befunden zu diesem Antagonismus der Verhaltenssysteme ist davon auszugehen, dass im Falle der Aktivierung des Bindungssystems das Explorationsverhaltenssystem so gut wie abgeschaltet und deaktiviert ist, das heißt, dass jede Art von Exploration vielleicht gar nicht möglich bzw. effektiv sein wird. Entsprechend der Bowlby'schen Konzeption der Aufgaben von Psychotherapeuten wäre demnach im Falle der Aktivierung des Bindungssystems wichtig, zunächst die sichere Basis zu betonen, ehe dann eine Exploration initiiert werden kann, die nur auf der Basis des Gefühls von Sicherheit möglich ist.

In der psychotherapeutischen Praxis sind Situationen häufig, in denen eine Patientin oder ein Patient aus dem Alltag mit einer akuten Enttäuschung im Beziehungskontext in die Therapiestunde kommt, beispielsweise wurde eine versprochene Verabredung mit einer befreundeten Person nicht eingehalten, eine Zurückweisung erlebt oder die erneute Erfahrung gemacht, dass trotz des Bedürfnisses nach Zuwendung eine nahestehende Person nicht verfügbar war. Hier finden sich typische Re-Inszenierungen von früheren Bindungserfahrungen, die konsequenterweise auch eine Reaktivierung des Bindungssystems des Therapeuten mit sich bringen sollten.

Häufig ist dann zu beobachten, dass die von einer solchen Enttäuschung betroffenen Personen zunächst gar nicht in der Lage sind, sich konstruktiv auf den psychotherapeutischen Prozess einzulassen, sondern erst einmal Mitgefühl und Zuwendung brauchen und insbesondere Verständnis dafür, dass die erlebte Situation tatsächlich belastend, frustrierend und enttäuschend ist. Dies zu fördern wäre die Aufgabe eines Psychotherapeuten, der sich an den sicheren Basiskonzepten orientiert, indem er »feinfühlig« erkennt, welche Bedürfnisse ein Patient im aktuellen Moment tatsächlich hat und möglicherweise seinen eigenen Ehrgeiz, mit dem Patienten weiterzuarbeiten und Fortschritte zu erzielen, zurückstellen kann.

Auch wenn es keine »Rezepte« für die Psychotherapie aus der Bindungstheorie gibt, so sind doch prototypische Situationen zu nennen, in denen das Bindungssystem von besonderer Bedeutung ist.

Zu diesen Situationen gehört zuerst einmal die Anfangsphase der Psychotherapie, also die Phase der Kontaktaufnahme, des Kennenlernens und der Vertrauensbildung. Wie weiter oben schon ausgeführt, geht man in der Bindungstheorie davon aus, dass gerade in der Fremden Situation des Erstkontakts mit einem Psychotherapeuten oder einer Psychotherapeutin sowohl die Bedürfnisse und Hoffnungen im Kontext von Bindungserfahrungen, aber auch die frühen Erfahrungen, die bei Patienten naturgemäß häufiger enttäuschend ausgefallen sind, aktiviert werden. Dementsprechend werden die Patienten analog ihrer Bindungsstrategien in den

Kontakt treten und beispielsweise eher dazu neigen, sich »kleinzumachen« und ihre Hilfebedürftigkeit zu verbergen, sofern sie eine vermeidende Bindungserfahrung haben.

Patientinnen und Patienten hingegen, die in ihrer Beziehungsgeschichte verstrickt sind, werden vermutlich mit einem hohen Maß an Affektivität und dem Ausdruck von Bedürftigkeit in therapeutische Kontakte treten. Die entsprechenden Attribute, die nicht nur im Kontext von Erstkontakten bei Patienten mit unterschiedlichen Bindungsrepräsentationen assoziiert werden, wurden bereits in den Tabelle 3 zusammenfassend dargestellt.

Viele Psychotherapeutinnen und Psychotherapeuten berichten davon, dass Trennungserfahrungen im psychotherapeutischen Kontext, zum Beispiel eine Unterbrechung der Behandlung aufgrund von Krankheit oder Urlaub oder das nahende Behandlungsende, von vielen Patienten sehr krisenhaft verarbeitet werden. Im Sinne der Bindungstheorie sind Trennung und ein (drohender) Verlust prototypische Auslöser für die Aktivierung des Bindungssystems. Diese Erfahrungen führen zu der Antizipation von Trennung und damit verbunden häufig zu einer Form von Trennungs»test« als Ausdruck des vorweggenommenen Leidens über das Alleingelassenwerden.

Das Konzept des Trennungs*protestes* ist eine hilfreiche Konzeption, um Reaktionen und manchmal auch sehr seltsam anmutende Aktionen von Patientinnen und Patienten im Falle drohender oder realer Trennungen besser zu verstehen und zu antizipieren. Mögliche Aktionen sind Rückzüge aufseiten der Patienten (etwa die Absage von Therapiestunden), was wahrscheinlich bei vermeidenden Patienten häufiger als bei anderen sein wird, oder aber Formen des Agierens sowie der Ausdruck heftiger Affekte bei Personen, die eher eine verstrickte Bindungsrepräsentation aufweisen.

Derartige Verhaltensmuster kommen – nicht überraschend – häufig zum Ausdruck innerhalb von Gruppenpsychotherapien. Es ist davon auszugehen, dass sich in Gruppen verstrickte, ängstlich-vermeidende und gelegentlich auch sichere Gruppenmitglieder mischen. Die verstrickten Personen sind oftmals sehr stark von der Bestätigung durch andere abhängig, brauchen die Vermittlung von Zugehörigkeitsgefühl bzw. Akzeptanz, wollen Feedback aufgrund ihrer unsicheren inneren Arbeitsmodelle von Bindung und brauchen die Gruppe als ein sicheres Objekt und Regulativ von Emotionen.

Dies – so Marmarosh et al. (2013) – ist bei ängstlich-vermeidenden Gruppenmitgliedern anders. Diese sind häufig misstrauisch und entwertend und brauchen speziell hierzu Feedback durch die anderen Gruppenmitglieder. Sie benötigen oft auch Unterstützung des Leiters bei der Exploration von emotionalen Themen und sollten sehr spezifisch dabei unterstützt werden, so etwas wie ein Sicherheitsgefühl (und dessen Folgen wie empathische Reaktionen) zu lernen.

Dass die Bindungstheorie kürzlich – zum Beispiel durch die Monografie von Marmarosh et al. (2013) – auch Eingang in die Welt der Gruppenpsychotherapie gefunden hat, ist keineswegs verwunderlich, da sich im komplexen interpersonalen Kontext von Gruppen bindungsbezogene Reaktionen oft noch deutlicher und intensiver zeigen als im dyadischen Kontakt. Dementsprechend können Psychotherapeuten aus der Literatur zur Gruppenarbeit lernen, die Reaktionen ihrer Patienten in Abhängigkeit von Bindungsrepräsentationen besser zu verstehen.

Es sind also weniger konkrete Interventionen, sondern die therapeutische Grundhaltung und die Nutzung des theoretischen Wissens über das Verständnis von interpersonalen Reaktionen und Erwartungen oder »Schemata« aufseiten der Patienten, speziell in Gruppensituationen, die von hoher Relevanz sind für das Bindungsmotiv.

Giovanni Liotti (2002) hat die klinische Bedeutung der Bindungstheorie in dem folgenden Zitat kompakt zusammengefasst:

> »Ein Psychotherapeut kann relativ schnell ein Bild davon bekommen, wie ein Patient sich selbst, den Therapeuten und die therapeutische

Beziehung konstruiert […], wenn er eine exploratorische Einstellung gegenüber den Ursachen einnimmt, die den Patienten veranlassen, eine therapeutische Beziehung problematisch und schwierig zu finden. Dann hat er eine bessere Chance, Widerstand und Reaktanz aufseiten des Patienten zu verhindern. […]

Indem er versucht zu rekonstruieren, wie Schwierigkeiten in der therapeutischen Beziehung sich auf frühere Erfahrungen im Zusammenhang mit unsicherer Bindung beziehen lassen, kann ein Therapeut eine Wiederholung des Verhaltens von Patienten, wie sie es gegenüber früheren Bindungsfiguren praktiziert haben, durchaus vermeiden und in konstruktivere Bahnen lenken. […]

Auf diese Art und Weise kann auch eine Bestätigung negativer Beziehungserwartungen von Patienten innerhalb der therapeutischen Beziehung sehr viel besser vermieden werden. […]

Die Rekonstruktion der Bindungsgeschichte eines Patienten kann auch dabei helfen, die interpersonalen Schemata des Patienten in den Blickpunkt zu rücken, ohne darauf bezogene Vorstellungen und Erwartungen als Irrationalitäten zu diffamieren. […]

Sobald Schwierigkeiten in der therapeutischen Beziehung wahrgenommen werden, kann die Exploration der Bindungsgeschichte von Patienten helfen, die Schemata besser zu verstehen und zu verändern und eine gleichberechtigte Kooperation in der therapeutischen Beziehung sicherzustellen« (S. 386ff., eigene Übersetzung).

Sichere Basis und Trauerarbeit – ein Fallbeispiel

Früher hätte man gesagt, dass Herr M. (alle Angaben zur Person sind verfremdet) von Beruf »Handelsvertreter« sei. Er war viele Jahre für eine Lebensmittelfirma unterwegs, um in Geschäften und Supermärkten die Produkte dieser Firma zu verkaufen. Sein Alltag war dadurch geprägt, dass er viel reiste und über seine geschäftlichen Beziehungen durchaus viele, gleichzeitig aber auch sehr oberflächliche Kontakte pflegte.

Herr M. wurde vorstellig in einer psychosomatischen Klinik, in der er – bereits im Alter von Ende vierzig – nach langen

Bemühungen seines Allgemeinarztes zu einem Aufnahmegespräch erschien und davon berichtete, dass er schon seit mehr als zwanzig Jahren immer wieder körperliche Beschwerden verspürte, die sich hauptsächlich in Schmerzen im Unterbauch, gelegentlich in Durchfällen und Krämpfen im Unterleib äußerten. Viele medizinische Untersuchungen hätten keine Hinweise auf eine entzündliche Darmerkrankung oder andere körperliche Erkrankungen erbracht. Er berichtete, mit diesem Problem lange einigermaßen gut gelebt zu haben, wenngleich er sehr behindert gewesen und nun froh sei, dass der Allgemeinarzt ihm eine neue Perspektive eröffnet habe, obwohl er sich nicht wirklich vorstellen könne, dass man ihm in der Klinik würde helfen können.

Die Bagatellisierung der Beschwerden, die Zurückweisung von Hilfeangeboten und die Betonung seiner Eigenständigkeit fielen dem behandelnden Psychotherapeuten bereits im Erstgespräch auf und ließen ihn vermuten, dass der Patient wohl eher Merkmale eines bindungsvermeidenden Erwachsenen aufwies.

Da in der Klinik zum Zeitpunkt der Aufnahme von Herrn M. gerade eine Studie durchgeführt wurde, die sich mit der prognostischen Bedeutung von Bindungsmerkmalen für den Therapieerfolg befasste, nutzte Herr M. die Gelegenheit, an einem Erwachsenenbindungsinterview teilzunehmen. Er ließ sich von einer ihm unbekannten Person zu seiner Kindheitsgeschichte und zur Verarbeitung seiner Bindungserfahrungen nach dem Leitfaden des Adult Attachment Interview (AAI) befragen.

In dieser Befragung wirkte Herr M. von Anfang an sehr gestresst und angespannt. Auf die erste Frage nach dem Hintergrund seiner Entwicklung betonte er, dass er eine schöne Kindheit gehabt habe und dass seine Eltern gut zu ihm gewesen seien. Ein wenige Jahre älterer Bruder sei mittlerweile verstorben. Mit diesem Bruder habe er die ländliche Umgebung seiner Kindheit erkundet und sehr viele Freiheiten gehabt. Auf die Frage nach Eigenschaftswörtern, die in seiner

Erinnerung das Verhältnis zu seiner Mutter beschreiben (dies ist eine zentrale Frage im AAI und gibt sehr häufig Hinweise auf die spätere Zuordnung zu einer der Bindungsrepräsentationen, die über das AAI erfasst werden), fielen ihm nur positive Eigenschaften ein: Die Mutter war »lieb, nett, immer verfügbar und durchaus freundlich«. Erst bei der letztgenannten Eigenschaft, die er gar nicht präzise formulieren konnte, klang an, dass die Mutter trotz aller Bemühungen in entscheidenden Momenten nicht verfügbar gewesen war.

Im Gegensatz zu der »lieben« Mutter wurde der Vater als eher streng und emotional abwesend geschildert. Er habe sich überwiegend mit seinen Hobbys beschäftigt und innerhalb der Familie versucht, »für Recht und Ordnung zu sorgen«. Offensichtlich – dies wurde nicht nur im Erwachsenenbindungsinterview deutlich – war der Vater kein sehr gutes Rollenmodell für den Patienten, der folglich auch ein recht unscharfes männliches Selbstkonzept verinnerlicht hatte. In der Anamnese fiel auf, dass er bis zum Zeitpunkt der Aufnahme in die Klinik zwar einige Partnerbeziehungen hinter sich hatte, die aber nie sehr eng und von Dauer waren. Aufgrund seiner eindeutigen Neigung, sich im Zweifelsfall zurückzuziehen und sich selbst sehr genügsam zu geben, schien er unter diesem Mangel an längerfristigen Beziehungen eigentlich auch gar nicht besonders zu leiden.

Sicherlich waren bei Herrn M. eine ganze Reihe relevanter diagnostischer Aspekte für die folgende stationäre Therapie von großer Bedeutung, die nicht primär auf das Bindungssystem bezogen sind. Der behandelnde Psychotherapeut kam beispielsweise zu dem Schluss, dass bei dem Patienten primär ein »depressiver Grundkonflikt« vorliege, es also bei Herrn M. sehr stark um das Thema »Versorgung« gehe. Der Patient hatte auf der Basis der Diagnostik mit der OPD ein mäßig integriertes Strukturniveau mit den auffälligsten Defiziten in der emotionalen Kommunikation und der Selbstwahrnehmung.

Das psychosomatische Behandlungsangebot bestand – wie in vielen Kliniken – aus einem multimodalen Therapieplan, dem zufolge einmal in der Woche ein Einzelgespräch, dreimal in der Woche eine Gruppenpsychotherapie nach psychodynamischen Prinzipien und eine ganze Reihe zusätzlicher Behandlungsmaßnahmen vorgesehen waren, nämlich Kunsttherapie, Maltherapie, Tanztherapie sowie sportliche Aktivitäten. Letztere bereiteten dem Patienten, der deutlich übergewichtig war, zunächst große Probleme. Bei den anderen Therapieangeboten gab er sich scheinbar motiviert und willig. In den Psychotherapien behielt er aber anfangs seine bagatellisierende Haltung bei, idealisierte nach wie vor seine Kindheit und seine frühen Beziehungserfahrungen und gab sich sehr kompetent, wenn es darum ging, von emotionalen Inhalten abzulenken.

Vor allem in der Gruppentherapie war zu merken, wie schnell Herr M. unter Stress geriet, wenn es etwas emotionaler zuging. Er wirkte dann sehr erschreckt und versuchte mit allen Mitteln, die Mitpatienten zu beruhigen und den Konflikt zu minimieren.

Dem Psychotherapeuten war bewusst, dass es gerade vermeidend gebundenen Patienten in Gruppen oft schwerfällt, sich zu öffnen, sich auf den Gruppenprozess wirklich einzulassen und die Gruppe als etwas zu erleben, was die Funktion eines sicheren Hafens oder einer sicheren Basis übernehmen kann. Insbesondere die »extraverbalen« Therapien halfen Herrn M., einen ersten Zugang zu seinem Gefühlsleben zu bekommen, wobei auch in diesen Therapien für ihn wichtig war, dass seine Mitpatienten ihn immer wieder auf Erlebenszustände aufmerksam machten und ihm dabei halfen, gewissermaßen emotionale Einsichten auf der Basis interpersonalen Lernens und von Feedbacks zu erhalten. Mehr und mehr konnte er in diesem Kontext auch seine Wünsche nach Nähe und Geborgenheit/Versorgung verbalisieren und über diesbezügliche Enttäuschungen und den Mangel an Beziehungen in seiner Biografie trauern.

In der Gruppenpsychotherapie im engeren Sinne war Herr M. lange misstrauisch und teilweise auch entwertend, wenn es um gefühlsmäßige Themen ging. Seine Mitpatienten wiesen ihn nachdrücklich immer wieder darauf hin. Auch der Gruppenleiter war – vermutlich am ehesten im Sinne einer interaktionellen Haltung – unterstützend, indem er Herrn M. Angebote machte, seine Emotionen zu benennen und emotionale Dysregulationen zu explorieren. Es war immer wieder – das ist auch nicht ungewöhnlich bei Bindungsvermeidern – die Rede davon, ob die Therapie denn überhaupt profitabel sei. Herr M. machte gelegentlich Andeutungen, dass er vielleicht doch die Therapie lieber vorzeitig beenden wolle und besser allein zurechtkäme. Letztendlich siegte dann aber das Angebot der Gruppe, ihm ein sichereres Gefühl zu geben. In den letzten beiden Behandlungswochen war Herr M. fast symptomfrei und zeigte sich gegenüber anderen Gruppenmitgliedern äußerst empathisch und im Ansatz tatsächlich auch mentalisierungsfähiger.

Im Abschlussgespräch signalisierte er, in der insgesamt achtwöchigen stationären Psychotherapie eine Erfahrung von Nähe und Zuwendung gemacht zu haben, die er in seinem ganzen Leben bis dahin noch nicht gemacht hatte. Es waren noch eine ganze Reihe von konflikthaften Themen unbearbeitet geblieben, weswegen Herr M. sich auch daranmachte, sich in seinem Heimatort eine ambulante psychotherapeutische Betreuung zu suchen. Die Erfahrung einer »sicheren Basis«, die ihm kontinuierlich und zuverlässig zur Verfügung gestanden hatte – was letztendlich natürlich durch das gesamte therapeutische Personal sichergestellt werden musste –, war für ihn der Anfang einer positiven Veränderung und ermöglichte ihm einen Zugang zum eigenen Affektleben, der das häufige Ausweichen in das Somatische zumindest seltener werden ließ. Herr M. war dadurch eindeutig gestärkt und durch die Erfahrung, dass er von anderen wertgeschätzt wurde, auch motiviert, sich in seinem Alltagsleben vermehrt um Beziehungen und bestehende Kontakte kümmern zu wollen.

Der in diesem Fallbeispiel beschriebene Herr M. ist in der Tat ein sehr typischer vermeidender Patient. Bindungsvermeidung ist durchaus gehäuft mit somatoformen Beschwerden gekoppelt. Schon bei vermeidenden Kleinkindern ist zu beobachten, dass sie in der Fremden Situation nach außen hin relativ »cool und ausgeglichen« wirken, innerlich aber extrem gestresst sind, was darauf hindeutet, dass der Stress eher somatisch verarbeitet wird. Dies ist sicherlich auch ein Modell, das im Zusammenhang mit der Entstehung somatoformer Störungen eine Rolle spielt und gekoppelt ist mit der Vorstellung einer beeinträchtigten Affektrepräsentation und emotionalen Erlebnisfähigkeit, die bei somatoformen Patienten nicht selten sind. Entsprechend war es im Falle der Behandlung des Patienten notwendig, ihn erst einmal so zu nehmen, wie er eben war. Das Gesamtbehandlungssetting hat es dem Patienten ermöglicht, so etwas wie ein sicheres Basiserleben zu rekapitulieren.

Wolfgang Mertens (2012) hat in seiner diskursiven Darstellung psychoanalytischer Schulen angeführt, dass aus einer bindungstheoretischen Sicht der Gedanke, für den Patienten eine sichere Basis darzustellen, extrem wichtig ist, dabei aber bedeutsam erscheint, dass der Therapeut bzw. im Falle einer stationären Therapie die therapeutische Institution und das Team sich immer wieder darum bemühen müssten, die Funktion der sicheren Basis zu erlangen. Dabei ist gefühlsmäßige Präsenz notwendig, die aber nicht zu weit gehen darf, da bindungsvermeidende Personen auf emotionale Nähe eher mit Rückzug reagieren. Insofern ist es in der Tat verständlich, dass Herr M. in unterschiedlichen Therapien ein eigenes Maß für die aushaltbare und erträgliche emotionale Nähe finden und auf diesem Wege Fortschritte erzielen konnte.

Wichtig ist bei dem Umgang mit bindungsunsicheren Patienten das Verständnis, dass der Bindungsstil eine adaptive Strategie darstellt, das heißt für den betroffenen Patienten den bestmöglichen Umgang mit bindungsrelevanten Situationen und Personen symbolisiert. Im Falle von Herrn M. war der Rückzug, die Selbstgenügsamkeit und auch die bagatellisierend-idealisierende Abwehr ein Weg, sich möglichst wenig über die enttäuschenden, emotional nicht präsenten Eltern im Kontext von für den Patienten schwierigen Situationen hinwegzuretten.

Dies ist sicherlich etwas, was im Laufe der Psychotherapie diskutiert werden muss, damit die Patienten ein besseres Verständnis vom Sinn ihrer Bewältigungsstrategien erhalten.

Mertens nennt als wesentliche Empfehlung im Kontext eines behandlungspraktischen Vorgehens auf der Basis der Bindungstheorie: »Mache dir bewusst, dass die Fähigkeit, im Verlauf der Therapie eine narrative Kompetenz zu entwickeln, eine Lebensgeschichte kohärent erzählen zu können, wozu auch gehört, verzerrte oder fehlerhaft idealisierte biografische Narrative dekonstruieren zu können und damit abgespaltene unzulängliche Selbstgefühle zu überwinden, zu den wichtigsten Errungenschaften der bindungsorientierten Psychotherapie gehört« (ebd., S. 42).

Im Falle des hier beschriebenen Patienten gehört auf dem Weg zu einer verbesserten narrativen Kompetenz über seine Geschichte sicherlich ein gehöriges Maß an Trauer über die erlebten Enttäuschungen und die mangelnde Präsenz der Eltern in schwierigen Situationen, die er im Sinne einer Strategie auch im späteren Leben bis zu dem Zeitpunkt seiner Aufnahme auf die psychosomatische Station immer wiederholt hat. Dass ihm dabei eine ganze Reihe von positiven Beziehungserfahrungen nicht möglich gewesen sind, ist nachvollziehbar ein gewichtiger Grund für Trauer, die aber im Falle von Herrn M. durchaus noch umzuwandeln war in den Anspruch und das Bedürfnis, in der Zukunft Beziehungen anders zu suchen und zu gestalten.

Angemessenes Spiegeln – Schlussbemerkung

In den vergangenen Jahrzehnten hat die Bindungstheorie unzweifelhaft die Psychotherapiewissenschaft und die psychotherapeutische Praxis zunehmend beeinflusst. Wie eingangs erwähnt, wurde mein persönliches Interesse an der Bindungstheorie über die wissenschaftliche Beschäftigung mit therapeutischen Allianzkonzepten und interpersonalen Theorien der Psychologie geweckt. Zum damaligen Zeitpunkt gab es nur sehr vereinzelte Versuche, die Bindungstheorie im klinischen Kontext »salonfähig« zu machen (im deutschsprachigen Raum insbesondere durch Lotte Köhler, in England waren es vor allem Jeremy Holmes und später Peter Fonagy und seine Arbeitsgruppe, die sich hier verdient machten).

In der Forschung war speziell die Erwachsenenbindungsforschung in den achtziger Jahren noch sehr in der (klinischen) Entwicklungspsychologie lokalisiert und nicht in die Klinische Psychologie und Psychotherapieforschung »übergeschwappt«, sieht man auch hier von vereinzelten Versuchen der Erprobung bindungstheoretischer Konzepte im klinischen Feld ab. Zu nennen ist hier etwa der Versuch von Paul Pilkonis, Subtypen der Depression auf der Basis bindungstheoretischer Konzepte zu differenzieren und einen Bezug zwischen Bindungsrepräsentationen, bindungsrelevanten Verhaltensweisen und Persönlichkeitsakzentuierungen bzw. Persönlichkeitsstörungen herzustellen (vgl. Pilkonis, 1988).

Die neunziger Jahre waren gekennzeichnet durch einen massiven Bedeutungszuwachs der Theorie in der Klinik, aber auch in anderen Bereichen der psychologischen Forschung, beispielsweise in der Sozialpsychologie.

Diese Zeit war aber auch dadurch gekennzeichnet, dass Entwicklungspsychologen und »Hardcore«-Bindungsforscher, die immer sehr auf den evolutionsbiologischen Hintergrund und die Verhaltensorientierung der Bindungsforschung hinwiesen, noch sehr skeptisch waren gegenüber allen Versuchen, die Theorie in die Klinik zu integrieren und entsprechende Studien durchzuführen. Diese Skepsis hat sich zumindest teilweise aufgelöst, was sich beispielsweise daran zeigt, dass in entwicklungspsychologischen Veröffentlichungen (etwa Grossmann & Grossmann, 2004) nun auch Empfehlungen für Kliniker formuliert werden.

Auf dem Feld der klinischen Forschung zur Bindung gibt es trotz zahlreicher Fortschritte noch sehr viel zu tun:

Nach wie vor ungelöst ist die Messproblematik in diesem Feld, insbesondere im Bereich der Erwachsenenbindungsforschung.

Zwar gilt das Erwachsenenbindungsinterview (AAI) immer noch als der Goldstandard für die Erfassung innerer Repräsentationen von Bindung, diese Methode ist aber äußerst aufwendig und schwer zugänglich und auch im Hinblick auf ihre psychometrischen Eigenschaften nicht ganz unumstritten. Deshalb ist es nachvollziehbar, dass von vielerlei Seiten alternative Methoden entwickelt wurden, die sowohl über Interviews und über bindungsrelevante Stimuli (wie die Bilder im Erwachsenenbindungsprojektiv oder Begriffe in impliziten Tests) als auch mittels Fragebogen Aspekte des Bindungskonstrukts zu erfassen versuchen. Die bisher vorliegenden Ergebnisse zum Methodenvergleich sind eher desillusionierend und zeigen, dass die verschiedenen Ansätze nur sehr gering miteinander korrelieren, was zum einen bedeuten kann, dass sie unterschiedliche Konstrukte erfassen, zum anderen aber auch, dass sie möglicherweise unterschiedliche Aspekte ein und desselben Konstrukts abbilden. Das müsste aber noch genauer geprüft werden.

Die Lösung des Methodenproblems ist sicher eine wesentliche Voraussetzung dafür, ob und inwieweit die klinische Bindungsforschung weiterentwickelt werden kann und Ergebnisse ermöglicht, die auch unmittelbar in der klinischen Praxis Verwendung finden.

Sensibilisierung für Bindungserfahrungen und Bindungsbedürfnisse

Im klinischen Feld hat sich in den letzten 25 Jahren doch einiges verändert im Hinblick auf die Bekanntheit der Theorie. In zahlreichen Weiterbildungsveranstaltungen mache ich aber immer wieder die Erfahrung, dass das Wissen über die Bindungstheorie relativ oberflächlich ist und vor allem eine differenzierte Kenntnis der Grundannahmen und ihre Beschränkung auf einen kleinen Bereich der menschlichen Beziehung oftmals nicht vorhanden sind. Der Begriff »Bindung« wird oft unerschrocken generalisiert gebraucht im Sinne der Beschreibung von interpersonalen Phänomenen, die mit dem basalen Motiv, mit dem sich John Bowlby beschäftigt hat, nur am Rande zu tun haben.

Auch wenn es in der menschlichen Entwicklung eine zentrale Rolle spielt, ist das Bindungsmotiv nicht omnipräsent. Dementsprechend können nicht alle interpersonalen Reaktionen und Einstellungen auf das Bindungssystem zurückgeführt werden. Das Wissen um das Bindungssystem ist für psychotherapeutisch Tätige aber wahrscheinlich eine sehr wichtige Grundlage, um mit der Theorie und den darauf bezogenen Ergebnissen sinnvoll umgehen zu können. Die Bindungsmuster – sowohl die des Patienten wie die des Therapeuten – kommen nur in spezifischen Kontexten vor und sollten dann besonders reflektiert werden. Durch eine Übergeneralisierung dieses Konstrukts auf alle relevanten Beziehungsepisoden in der Psychotherapie würde man vermutlich mehr Schaden anrichten als helfen.

Somit wird es sicherlich im Bereich der Aus-, Fort- und Weiterbildung noch viel zu tun geben, um die Bedeutung von Bindung und daraus ableitbarer klinischer Konsequenzen zu klären und zu verbreiten.

Neben dem Wissen um die Grenzen, aber auch die Möglichkeiten von bindungstheoretischen Aspekten ist die Thematik naturgemäß bedeutsam im Kontext der Reflexion einer therapeutischen Haltung, außerdem im Bereich der psychotherapeutischen Kompetenz. Diese wurde in den letzten Jahren nicht zuletzt im Kontext von ausbildungsbezogenen Diskussionen immer wieder differenziert (etwa durch die Bundespsychotherapeutenkammer). Jeremy Holmes (2012) machte deutlich, dass es im psychoanalytischen Kontext (festgeschrieben in den Statuten der britischen Ausbildungsinstitute) eine Differenzierung gibt zwischen einerseits generischen Kompetenzen von Psychotherapeuten – zu diesen gehören die Fähigkeiten, aktiv zuzuhören oder sich an ethische Grundprinzipien zu halten. Andererseits und davon abgegrenzt gibt es die spezifischen Kompetenzen: das grundlegende Verständnis für diese Prozesse, die Fähigkeit zu unbewusster Kommunikation und zur Übertragung sowie schließlich Metakompetenzen, die Holmes mit der Fähigkeit beschreibt, das erworbene therapeutische Modell flexibel in Reaktion auf die individuellen Bedürfnisse des Patienten und je nach Kontext anzuwenden. Hier wird wieder die Parallele zu einer feinfühligen, fürsorglichen Person deutlich, die am besten durch die oben erwähnte partiell kontingente Spiegelung charakterisiert ist.

Für die Ausbildung bedeutet dies, dass angehende Psychotherapeutinnen und Psychotherapeuten über ihre Kompetenzen und über ihre eigene psychische Gesundheit reflektieren sollten und im Hinblick auf die eigenen Bindungserfahrungen und -bedürfnisse über sich Bescheid wissen sollten. Interessanterweise sind es speziell britische Psychoanalyse-Institute gewesen, die in den neunziger Jahren damit begannen, die

Bindungstheorie in ihrer Ausbildungskonzeption aufzunehmen. Dies hatte zur Konsequenz, dass in diesen Instituten Ausbildungsteilnehmer relativ früh im Curriculum sich selbst einer Bindungsdiagnostik – meistens im Sinne des Erwachsenenbindungsinterviews – unterzogen, um sich über ihre eigenen Bindungsrepräsentationen bewusster zu sein. Darüber hinaus wurde der bindungsbezogene Aspekt der Ausbildung insbesondere in Supervisionssitzungen immer wieder gesondert und ganz explizit fokussiert, was möglicherweise auch ein Modell für andere Ausbildungsrichtungen sein könnte.

Auch wenn das Konzept »Bindung« letztlich sehr spezifisch ist, deutet sich an, dass auch in Bereichen außerhalb der Psychotherapie der Rekurs auf bindungstheoretische Konstrukte sehr hilfreich und vielversprechend sein kann. Zu nennen ist hier die Stressforschung, die Gesundheitspsychologie und die Forschung zu Krankheitsverarbeitung und -verhalten. Hierzu hat beispielsweise die Arbeitsgruppe von Robert Maunder (vgl. etwa Maunder & Hunter, 2001) wichtige Beiträge geleistet.

Bindungsförderung in der Prävention

Im Bereich der Entwicklungsförderung gibt es mittlerweile eine große Zahl von Befunden, die zum Teil auf qualitativ sehr hochwertigen Studien basieren, die zeigen, dass Präventions- und Interventionsprogramme zur Förderung früher Bindung sehr hilfreich und wirksam sind. Hierzulande hat insbesondere Karl Heinz Brisch (1999; Brisch et al., 2002) derartige Ansätze propagiert. Eine Übersicht über die Ergebnisse aus diesem Bereich findet man bei Berlin et al. (2008).

Präventionsarbeit – dies ist zumindest eine Prognose der Gesundheitspolitiker und der Fachverbände – wird in Zukunft zu einem wichtigen Arbeitsfeld von psychotherapeutisch Tätigen werden, und zwar sowohl im Hinblick auf Kinder und Jugendliche als auch auf Erwachsene und deren psychische Gesundheit. Vor diesem Hintergrund ist davon auszugehen, dass auch in diesem Feld die Bindungstheorie eine nicht unbedeutende Rolle spielen wird.

Insbesondere im Zusammenhang mit politischen Bemühungen um verstärkte Fremdbetreuung, wie etwa die Ausweitung von Krippenplätzen etc., werden seit Langem öffentliche Diskussionen um den Sinn und Unsinn, aber auch über die Gestaltung von Fremdbetreuung für Kleinkinder geführt. In diesen Diskussionen äußern sich immer wieder auch Entwicklungspsychologen, vor allem psychoanalytischer Provenienz, und tragen zu einem Revival einer in den siebziger Jahren (im Zusammenhang mit der Tagesmutterbewegung) schon einmal intensiv geführten wissenschaftlichen Diskussion um die positiven bzw. negativen Effekte von Fremdbetreuung auf die Entwicklung von Kindern bei.

Eine prototypische Verlautbarung hierzu stellt das Memorandum der Deutschen Psychoanalytischen Vereinigung (2007) dar, das sich mit dem Krippenausbau in Deutschland beschäftigte. »Als Psychoanalytikerinnen und Psychoanalytiker«, heißt es dort, »erfahren wir in unserer täglichen Praxis die Tiefenwirkungen und Langzeitfolgen von kindlichen Entwicklungsbedingungen.« In der sensiblen Entwicklungszeit der ersten drei Lebensjahre bedeuteten regelmäßige ganztägige Trennungen von Eltern eine besondere psychische Belastung für die Kinder, so das Memorandum. Letztendlich ist der Tenor des Textes, dass eine längerfristige außerfamiliäre Betreuung relativ verheerende körperliche und psychische Folgen mit sich bringe, was in mehreren Interviews von an dem Memorandum beteiligten Psychoanalytikern und -analytikerinnen deutlich unterstrichen wurde (Strauß & Brähler, 2008).

Eine bevölkerungsrepräsentative Umfrage aus dem Jahr 2007 ergab dagegen, dass 78 Prozent der befragten Deutschen es *nicht* für schädlich für die Entwicklung eines Kindes hielten, wenn es in den ersten drei Lebensjahren stundenweise in einer Kinderkrippe oder von einer Tagesmutter betreut würde. 70 Prozent der Befragten (80 Prozent im Osten und 67

Prozent im Westen!) waren der Meinung, dass die Betreuung in Kinderkrippen die Entwicklung des Sozialverhaltens von Kindern eher positiv beeinflussen würde.

Vor diesem Hintergrund haben insbesondere Vertreter der Psychologie angemahnt, Forschungsbefunde der Entwicklungspsychologie nicht ideologisch überzuinterpretieren. Schon vor etlichen Jahren hat die Psychoanalytikerin Gisela Wiegand (2001) die Befürchtung geäußert, dass das neuerliche Interesse an der Bindungstheorie und anderer Entwicklungstheorien der ersten Lebensjahre geeignet sei, »im gesellschaftlichen Diskurs um die Veränderung von Familienstrukturen und Rollen konservative Lehrmeinungen, zu denen immer auch schon die Psychoanalyse neigte, zu unterstützen«.

In den zahlreichen Studien zu den Auswirkungen von Fremdbetreuungen deuten die Befunde eher darauf hin, dass Fremdbetreuung keineswegs ungünstig sein muss, da vielmehr viele Einflussfaktoren zu berücksichtigen sind, die darüber entscheiden, welches Schicksal kindliche Entwicklung nimmt. Beispielsweise wurde in einer sehr sorgfältig durchgeführten Studie von Linda J. Harrison und Judy A. Ungerer (2002) gezeigt, dass fremdbetreute Kinder im ersten Lebensjahr durchaus eine sichere Bindung entwickeln, und zwar insbesondere dann, wenn ihre Mütter zu ihrer Entscheidung stehen, relativ rasch in den Beruf zurückzukehren und die Eltern generell eine positive Einstellung gegenüber einer Fremdbetreuung haben.

Viele Studien, auch die in jüngster Zeit viel zitierte US-amerikanische NICHD-Studie (NICHD 1997) zeigen, dass die Qualität der Mutter-Kind-Beziehung weiterhin überwiegend von der Mutter bzw. der primären Pflegeperson gesteuert wird, auch wenn ein Kind andere Betreuungserfahrungen gemacht hat. Lieselotte Ahnert (2007) kam zu dem Schluss, dass »bei der Bewertung der Auswirkungen öffentlicher Betreuungsbedingungen auf die Entwicklung von Kindern« nicht so getan werden dürfe, »als ob Kinder in öffentlichen Einrichtungen nur dort *anstatt* zu Hause aufwachsen. Sie agieren in einem geteilten Betreuungsfeld, bei dem die Familie nach wie vor eine zentrale Rolle spielt.«

Besonders kritisch erscheinen in dieser Diskussion die Themen der Qualität der Fremdbetreuung und der Qualifikation des Personals. Einer Statistik aus dem Jahr 2007 zufolge arbeiteten damals 33.115 Tagespflegepersonen in der öffentlich geförderten Kindertagespflege, wovon fast 9 Prozent keinerlei abgeschlossene Berufsausbildung aufwiesen, 56 Prozent keinen fachbezogenen Berufsabschluss und nur 35,3 Prozent über einen fachpädagogischen Berufsabschluss verfügten (Statistisches Bundesamt, 2007).

Auf den Qualitätsaspekt gingen auch Sabina Pauen und Jeanette Roos ein, die kürzlich aus psychologischer Sicht zusammenfassend feststellten, »dass Kinder bezüglich ihrer sozialen und emotionalen Entwicklung von einer institutionellen Fremdbetreuung profitieren können, wenn eine sanfte Eingewöhnung erfolgt, die Betreuungssituation Kontinuität aufweist, eine positive Beziehung zu den Betreuenden und ein guter Kontakt zu anderen Kindern aufgebaut werden kann. Aufseiten der Eltern ist entscheidend, dass sie ihrem Kind nach der Betreuungszeit sensitiv im Sinne von Mary Ainsworth begegnen, dafür sorgen, dass es sich entspannen kann, und sich ihrer Rolle als wichtigste Bezugspersonen für das Kind bewusst bleiben, egal wie gut es untergebracht ist. Auch wenn die Fremdunterbringung für Kleinkinder eine besondere Herausforderung darstellt, bestehen Gefahren für die sozial-emotionale Entwicklung nur dann, wenn das Kind dauerhaft überfordert ist und der Stress, den es möglicherweise in der Einrichtung erlebt, zu Hause nicht abgebaut werden kann« (Pauen & Roos, 2013, Seite 461).

Entsprechend dieser Bewertung kommen die Autorinnen zu dem Schluss, dass frühe Angebote für Fremdbetreuung hohen Qualitätsstandards genügen sollten und dass Personen, die in Krippen beschäftigt sind, eine hochwertige Aus- und Weiterbildung bekommen sollten. Vor diesem Hintergrund können Krippen dann durchaus »echte Chancen für Kinder jeglichen sozialen und kulturellen Hintergrunds« darstellen, um »ihr soziales, emotionales und geistiges Potenzial zu entfalten, und für ihre Mütter, Karriere und Familiengründung nicht als unvereinbare Ziele zu sehen«.

John Bowlby war – dies wurde eingangs erwähnt – letztendlich doch etwas enttäuscht darüber, dass die Psychoanalyse, aber auch andere klinische Felder die Bindungstheorie so wenig rezipierten. Heute wäre er möglicherweise eher darüber erschrocken, in welchen Zusammenhängen Bindungsaspekte mittlerweile in der Psychologie und in der Medizin untersucht werden (so wurde kürzlich eine Arbeit publiziert, in der geprüft wurde, ob Bindungsvermeidung eine Eigenschaft ist, die für Tennisprofis eher günstige Konsequenzen hat, siehe Ein-Dor et al. 2012).

Würde Bowlby aber überblicken, wie sich seine Theorie mittlerweile im klinischen Forschungsfeld, in der klinischen Praxis und zunehmend auch in der Psychotherapiefort- und -weiterbildung durchgesetzt hat, er würde sich mit Sicherheit uneingeschränkt freuen!

Literatur

Ahnert, L. (2007): *Expertise Entwicklungspsychologische Aspekte der Erziehung, Bildung und Betreuung von Kleinkindern.* www.landtag.nrw.de

Ainsworth, M.D.S. (1967). *Infancy in Uganda: Infant care and the growth of love.* Baltimore: Johns Hopkins University Press.

Ainsworth, M.D.S. (1978). *Patterns of attachment: A psychological study of the strange situation.* Hillsdale, NJ: Erlbaum.

Ainsworth, M.D.S. & Eichberg, C.G. (1991). Effects on infant-mother attachment of mother's unresolved loss of attachment figure, or other traumatic experience. In C.M. Parkes, J. Stevenson-Hinde & P. Marris (Hrsg.), *Attachment across the life cycle* (S. 83–160). New York: Tavistock/Routledge.

Ainsworth, M.D.S., Salter, D. & Witting, B.A. (1969). Attachment and the exploratory behavior of one-year-olds in a strange situation. In B.M. Foss (Hrsg.), *Determinants of infant behavior* (S. 36–113). London: Methuen.

Allen, J.P., McElhaney, K.B., Kuperminc, G.P. & Jodl, K.M. (2004). Stability and change in attachment security across adolescence. *Child Development, 75,* 1792–1805.

Bakermans-Krannenburg, M.J. & van IJzendoorn, M.H. (2009). The first 10,000 Adult Attachment Interviews: Distributions of adult attachment representations in clinical and non-clinical groups. *Attachment and Human Development, 11,* 223–262.

Bartels, A. & Zeki, S. (2004). The neural correlates of maternal and romantic love. *Neuroimage, 21,* 1155–1166.

Bartholomew, K. & Horowitz, L.M. (1991). Attachment styles among young adults: A test of a four-category model. *Journal of Personality and Social Psychology, 61,* 226–244.

Bartholomew, K. & Shaver, P.R. (1998). Methods of assessing adult attachment: Do they converge? In J.A. Simpson & W.S. Rholes (Hrsg.), *Attachment theory and close relationships* (S. 25–45). New York: Guilford.

Bateman, A.W. & Fonagy, P. (2003). The development of an attachment-based treatment program for borderline personality disorder. *Bulletin of the Menninger Clinic, 67,* 234–267.

Bauer, J. (2005). *Warum ich fühle, was du fühlst.* Hamburg: Hoffmann und Campe.

Beck-Gernsheim, E. (1995): Für eine soziale Öffnung der Bindungsforschung. *Familiendynamik, 20*, 193–200.

Beebe, B. & Lachmann, F.M. (2004). *Säuglingsforschung und die Pychotherapie Erwachsener.* Stuttgart, Klett-Cotta.

Benjamin, L.S. (1993). Every psychopathology is a gift of love. *Psychotherapy Research, 3*(1), 1–24.

Berlin, L.J., Zeanah, C.H. & Lieberman, A.F. (2008). Prevention and intervention programs for supporting early attachment security. In: Cassidy J, Shaver, P.R. (Hrsg.): *Handbook of attachment* (S. 745–761). New York: Guilford.

Berman, W.H. & Sperling, M.B. (1994). *Attachment in adults.* New York: Guilford.

Bierhoff, H.W. & Grau, I. (1999). *Romantische Beziehungen. Bindung, Liebe, Partnerschaft.* Bern: Huber.

Blatt, S.J. & Shahar, G. (2004). Psychoanalysis – with whom, for what, and how? *Journal of the American Psychoanalytic Association, 52*, 393–447.

Borelli, J.L. & David, D.H. (2004). Attachment theory and research as a guide to psychotherapy practice. *Imagination, Cognition and Personality, 2*, 257–287.

Bosquet, M. & Egeland, B. (2006). The development and maintenance of anxiety symptoms from infancy through adolescence in a longitudinal sample. *Development and Psychopathology, 18*, 517–550.

Bowlby, J. (1944). Forty-four juvenile thieves: Their characters and home. *International Journal of Psychoanalysis, 25*, 19–52.

Bowlby, J. (1951). *Maternal care and mental health.* Geneva: World Health Organization Monograph Series No. 2.

Bowlby, J. (1958). The nature of the child's tie to his mother. *International Journal of Psychoanalysis, 39*, 350–373.

Bowlby, J. (1975). *Bindung.* München: Kindler.

Bowlby, J. (1976). *Trennung.* München: Kindler.

Bowlby, J. (1979). *The making and breaking of affectional bonds.* London: Tavistock/Routledge.

Bowlby, J. (1982). *Attachment and loss. Vol. 1: Attachment* (2. Auflage). New York: Basic Books.

Bowlby, J. (1983). *Verlust.* München: Kindler.

Bowlby, J. (1984). Violence in the family as a disorder of attachment and caregiving systems. *American Journal of Psychoanalysis, 44*, 9–27.

Bowlby, J. (1988). *A secure base.* London: Basic Books.

Braun, K. & Bogerts, B. (2000). Einfluss frühkindlicher Erfahrungs- und Lernprozesse auf die funktionelle Reifung des Gehirns. *Psychotherapie, Psychosomatik, Medizinische Psychologie, 50*, 420–427.

Bretherton, I. (1991). Pouring new wine into old bottles: The social self as internal working model. In M. Gunnar & L.A. Sroufe (Hrsg.), *Self processes and development: The Minnesota Symposium on Child Development*, Vol. 23 (1–41). Hillsdale, NJ: Erlbaum.

Bretherton, I. (2001). Zur Konzeption innerer Arbeitsmodelle in der Bindungstheorie. In G. Gloger-Tippelt (Hrsg.), *Bindung im Erwachsenenalter. Ein Handbuch für Forschung und Praxis* (S. 52–74). Bern: Huber.

Bretherton, I. (2002). Konstrukt des inneren Arbeitsmodells. Bindungsbeziehungen und Bindungsrepräsentationen in der frühen Kindheit und im Vorschulalter. In K.H. Brisch, K. Grossmann, L. Koehler & K.E. Grossmann (Hrsg.), *Bindung und seelische Entwicklungswege. Grundlagen, Prävention und klinische Praxis* (S. 13–46). Stuttgart: Klett-Cotta.

Brisch, K.H. (1999). *Bindungsstörungen.* Stuttgart: Klett-Cotta.

Brisch, K., Grossmann, K., Köhler, L. & Grossmann, K.E. (Hrsg.) (2002). *Bindung und seelische Entwicklungswege. Grundlagen, Prävention und klinische Praxis.* Stuttgart: Klett-Cotta.

Brown, L.S. & Wright, J. (2003). The relationship between attachment strategies and psychopathology in adolescence. *Psychology and Psychotherapy: Theory, Research and Practice, 76*(4), 351–367.

Buchheim, A. & Strauß, B. (2002). Interviewmethoden der klinischen Bindungsforschung. In B. Strauß, A. Buchheim, H. Kächele (Hrsg.), *Klinische Bindungsforschung* (S. 27–53). Stuttgart: Schattauer.

Buchheim, A. (2002). Bindung und Psychopathologie im Erwachsenenalter. In B. Strauß, A. Buchheim & H. Kächele (Hrsg.), *Klinische Bindungsforschung* (S. 214–230). Stuttgart: Schattauer.

Buchheim, A., Schauenburg, H. & Dinger, U. (2006). Bindungsmuster von Psychotherapeuten. *Zeitschrift für Psychosomatische Medizin und Psychotherapie, 52*(4), 358–372.

Carlson, E.A. & Sroufe, L.A. (1995). Contributions of attachment theory to developmental psychopathology. In D. Cicchetti & D.J. Cohen (Hrsg.), *Developmental Psychopathology. Vol. 1: Theory and method* (S. 581–617). New York: Wiley.

Carlson, E.A. (1998). A prospective longitudinal study of attachment disorganization/disorientation. *Child Development, 69,* 1107–1128.

Cassidy, J. (1999). The nature of the child's ties. In J. Cassidy & P.R. Shaver (Hrsg.), *Handbook of attachment* (S. 1–20). New York: Guilford.

Cassidy, J. & Shaver, P.R. (Hrsg.) (2008). *Handbook of attachment.* New York: Guilford.

Cassidy, J. & Shaver, P.R. (Hrsg.) (1999). *Handbook of attachment.* New York, Guilford.

Chen, E.C. & Mallinckrodt, B. (2002). Attachment, group attraction, and self-other agreement in interpersonal circumplex problems and perceptions of group members. *Group Dynamics, 6,* 311–324.

Collins, N.L. & Read, S.J. (1990). Adult attachment, working models, and relationship quality in dating couples. *Journal of Personality and Social Psychology, 58*, 644–663.

Cryanowski, J.M., Bookwala, J., Feske, U., Houck, P., Pilkonis, P., Kostelnik, B. & Frank, E. (2002). Adult attachment profiles, interpersonal difficulties, and response to interpersonal psychotherapy in women with recurrent major depression. *Journal of Social and Clinical Psychology, 21,* 191–217.

Daniel, S.I.F. (2006). Adult attachment patterns and individual psychotherapy: A review. *Clinical Psychological Review, 26,* 968–984.

Daudert, E. (2002). Die Reflective Self Functioning Scale. In B. Strauß, A. Buchheim & H. Kächele (Hrsg.), *Klinische Bindungsforschung. Theorien – Methoden – Ergebnisse* (S. 54–67). Stuttgart: Schattauer.

Deutsche Psychoanalytische Vereinigung (2007). *Memorandum zur Krippenbetreuung.* www.dpv-institute.de/gpi/texte/MemorandumDPV1207.pdf

Diamond, D., Stuvall-McClough, C., Clarkin, J.F. & Levy, K.N. (2003). Patient-therapist attachment in the treatment of borderline personality disorder. *Bulletin of the Menninger Clinic, 67,* 227–259.

Diener, M.J. & Monroe, J.M. (2011). The relationship between adult attachment style and therapeutic alliance in individual psychotherapy: A meta-analytic review. *Psychotherapy, 48,* 237–248.

Dornes, M. (2006). *Die Seele des Kindes.* Frankfurt: Fischer.

Dozier, M. & Bates, B.C. (2004). Attachment state of mind and the treatment relationship. In L. Atkinson & S. Goldberg (Hrsg.), *Attachment issues in psychopathology and intervention* (S. 167–180). Mahwah, NJ: Erlbaum.

Dozier, M., Chase Stovall, K. & Albus, K.E. (1999). Attachment and psychopathology in adulthood. In J. Cassidy & P.R. Shaver (Hrsg): *Handbook of attachment* (S. 497–519). New York: Guilford.

Dozier, M., Cue, K. & Barnett, L. (1994). Clinicians as caregivers. *Journal of Consulting and Clinical Psychology, 62,* 793–800.

Dozier, M. & Kobak, R.R. (1992). Psychophysiology in adolescent attachment interviews. *Child Development, 63,* 1473–1480.

Eggers, S.J. (2003). Older adult spirituality: What is it? A factor analysis of three related instruments. *Journal of Religious Gerontology, 14*(4), 3–33.

Ehrenthal, J., Tomanek, J., Schauenburg, H. & Dinger, U. (2013). Bindungsrelevante Situationen in der Psychotherapie. *Psychotherapeut, 58,* 474–482.

Ein-Dor, T., Reizer, A., Shaver, P.R. & Dotan, E. (2012). Standoffish perhaps, but successful as well: Evidence that avoidant attachment can be beneficial in professional tennis and computer science. *Journal of Personality, 80,* 749–768.

Elliott, R.E. (2000). *Features of a good therapist.* Presentation, Annual Meeting of the SPR, Chicago.

Farber, B.A., Lippert, R.A. & Nevas, D.B. (1995). The therapist as attachment figure. *Psychotherapy, 32,* 204–212.

Feldman, R. (2000). Parents' convergence on sharing and marital satisfaction, father involvement, and parent-child relationship at the transition to parenthood. *Infant Mental Health Journal, 21*(3), 176–191.

Field, T.M., Cohen, D., Garcia, R. & Greenberg, R. (1984). Mother-strange face discrimination by the newborn. *Infant Behavior & Development, 7*(1), 19–25.

Fonagy, P. (1991). Thinking about thinking: Some clinical and theoretical considerations in the treatment of a borderline patient. *International Journal of Psychoanalysis, 72,* 1–18.

Fonagy, P. (1995). Attachment, the reflective self, and borderline-states: The predictive specifity of the adult attachment interview and pathological emotional development. In S. Goldberg, R. Muir & J. Kerr (Hrsg.), *Attachment theory: Social, developmental, and clinical perspectives* (S. 233–278). New York: The Analytic Press.

Fonagy, P. (2001). *Attachment theory and psychoanalysis.* New York: Other Press.

Fonagy, P. (2009). *Attachment and mentalization.* Paper presented at the Research Conference of the BACP, Portsmouth, U.K.

Fonagy, P., Leigh, T., Steele, M., Steele, H., Kennedy, R., Mattoon, G., Target, M. & Gerber, A. (1996). The relationship of attachment status, psychiatric classification and response to psychotherapy. *Journal of Consulting and Clinical Psychology, 64,* 22–31.

Fonagy, P., Target, M. & Gergely, G. (2004). Psychoanalytic perspectives on developmental psychopathology. In D. Cicchetti & D.J. Cohen (Hrsg.), *Developmental psychopathology* (S. 504–554). New York: Wiley.

Fraley, R.C., Waller, N.G. & Brennan, K.A. (2000). An item-response theory analysis of self-report measures of adult attachment. *Journal of Personality and Social Psychology, 78,* 350–365.

Francis, D.D. (2002). Naturally occurring differences in maternal care are associated with the expression of oxytocin and vasopressin (V1a) receptors: Gender differences. *Journal of Neuroendocrinology, 14,* 349–353.

Fussell, F.W. & Bonney, W.C. (1990). A comparative study of childhood experiences of psychotherapists and physicists. *Psychotherapy, 27,*507–512.

Gebauer, K., & Hüther, G. (2001). *Kinder brauchen Wurzeln.* Freiburg: Patmos.

George, C. & West, M. (2001). The development and preliminary validation of a new measure of adult attachment: The Adult Attachment Projective. *Attachment and Human Development, 3,* 30–61.

George, C., Kaplan, N. & Main, M. (1985). *Adult Attachment Interview* (2. Auflage). Berkeley: University of California.

Gloger-Tippelt, G. (2001). *Bindung im Erwachsenenalter.* Bern: Huber.

Gomille, B. (2001). Unsicher-präokkupierte mentale Bindungsmodelle. In G. Gloger-Tippelt (Hrsg.), *Bindung im Erwachsenenalter. Ein Handbuch für Forschung und Praxis* (S. 201–225). Bern: Huber.

Greenberg, M.T., Siegel, J.M. & Leitch, C.J. (1983). The nature and importance of attachment relationships to parents and peers during adolescence. *Journal of Youth and Adolescence, 12*(5), 373–386.

Grice, H.P. (1975). Logic and conversation. In P. Cole & J.L. Moran (Hrsg.), *Syntax and semantics* (S. 41–58). New York: Academic Press.

Griffin, D. & Bartholomew, K. (1994). Models of the self and other: Fundamental dimensions underlying measures of adult attachment. *Journal of Personality and Social Psychology, 67,* 430–445.

Grossmann, K. & Grossmann, K.E. (2004). *Bindungen – das Gefüge psychischer Sicherheit.* Stuttgart: Klett-Cotta.

Grossmann, K.E. (1988). Longitudinal and systemic approaches in the study of biological high- and low-risk groups. In M. Rutter (Hrsg.), *Studies of psychosocial risk: The power of longitudinal data* (S. 138–157). New York: Cambridge University Press.

Grossmann, K.E. (1995). The evolution and history of attachment research and theory. In S. Goldberg, R. Muir & J. Kerr (Hrsg.), *Attachment theory: Social, developmental, and clinical perspectives* (S. 85–121). Hillsdale, NJ: Analytic Press.

Grossmann, K.E. (2004). Theoretische und historische Perspektiven der Bindungsforschung. In L. Ahnert (Hrsg.), *Frühe Bindung. Entstehung und Entwicklung* (S. 21–41). München: Reinhardt.

Grossmann, K.E., Becker-Stoll, F., Grossmann, K., Kindler, H., Schieche, M., Spangler, G., Wensauer, M. & Zimmermann, P. (1989). Die Bindungstheorie: Modell, entwicklungspsychologische Forschung und Ergebnisse. In H. Keller (Hrsg.), *Handbuch der Kleinkindforschung* (S. 31–55). Berlin: Springer.

Grossmann, K.E. & Grossmann, K. (2003). *Bindung und menschliche Entwicklung*. Stuttgart: Klett-Cotta.

Grossmann, K.E., Scheurer-Englisch, H. & Loher, K.E. (1991). Die Entwicklung emotionaler Organisation und ihre Beziehung zum intelligenten Handeln. In F.J. Mönks & G. Lehwald (Hrsg.), *Neugier, Erkundung und Begabung bei Kleinkindern* (S. 66–76). München, Basel: Reinhardt.

Grossmann, K.E., Winter, M., Zimmermann, P. & Grossmann, K. (2002). Attachment relationships and appraisal of partnership: From early experience of sensitive support to later relationship representation. In L. Pulkkinen & A. Caspi (Hrsg.), *Paths to successful development: Personality in the life course* (S. 73–105). New York: Cambridge University Press.

Halpern, J. (2003) The capacity to be an analyst. *International Journal of Psychoanalysis, 84,* 1605–1622.

Hansburg, H.G. (1972). *Adolescent separation anxiety: A method for the study of adolescent separation problems.* Springfield: Thomas.

Hardy, G.E. (1999). Therapist responsiveness to client attachment styles. *Psychotherapy Research, 9,* 36–53.

Hardy, G.E., Aldridge, J., Davidson, C., Rowe, C. & Shapiro, D.A. (1999). Therapist responsiveness to client attachment styles. *Psychotherapy Research, 9,* 36–53.

Hardy, G.E., Aldridge, J., Davidson, C., Rowe, C. & Reilly, S. (2004). Assessing and formulating attachment issues and styles in psychotherapy. *British Journal of Psychotherapy, 20,* 493–512.

Harkness, S. & Super, C.M. (1992). The cultural foundations of fathers' roles: Evidence from Kenya and the United States. In B.S. Hewlett (Hrsg.), *Father-child relations: Cultural and biosocial contexts* (S. 191–211). Hawthorne, NY: Aldine.

Harris, T. (2004). Chef or chemist? Practicing psychotherapy within the attachment paradigm. *Attachment and Human Development, 6,* 191–207.

Harrison, L. & Ungerer, J.A. (2002). Maternal employment and infant–mother attachment security at 12 months postpartum. *Developmental Psychology, 38,* 758–773.

Hauser, S. (2001). Trauma – der unverarbeitete Bindungsstatus im Adult Attachment Interview. In G. Gloger-Tippelt (Hrsg.), *Bindung im Erwachsenenalter* (S. 226–250). Bern: Huber.

Hazan, C. & Shaver, P.R. (1987). Romantic love conzeptualized as an attachment process. *Journal of Personality and Social Psychology, 52*, 511–524.

Hoffmann, S.O. (1986). Die Ethologie, das Realtrauma und die Neurose. *Zeitschrift für Psychosomatische Medizin, 89*, 32–127.

Höger, D. (1999). Der Bielefelder Fragebogen zur Klientenerwartung (BFKE). *Psychotherapeut, 44*, 159–166.

Höger, D. (2002). Fragebogen zur Erfassung von Bindungsstilen. In B. Strauß, A. Buchheim & H. Kächele (Hrsg.), *Klinische Bindungsforschung* (S. 94–117). Stuttgart: Schattauer.

Höger, D. & Buschkämper, S. (2002). Der Bielefelder Fragebogen zu Partnerschaftserwartungen. *Zeitschrift für Differentielle und Diagnostische Psychologie, 23*, 83–98.

Holmes, J. (1993). *John Bowlby and attachment theory.* London: Routledge.

Holmes, J. (2012). *Sichere Bindung und Psychodynamische Therapie.* Stuttgart: Klett-Cotta.

Holtzworth-Munroe, A., Stuart, G. & Hutchinson, G. (1997). Violent versus nonviolent husbands: Differences in attachment patterns, dependency, and jealousy. *Journal of Family Psychology, 11,* 314–331.

Horowitz, L.M. (1996). The study of interpersonal problems: A Leary legacy. *Journal of Personality Assessment, 66*(2), 283–300.

Hüther, G. & Sachsse, U. (2007). Angst- und stressbedingte Störungen. *Psychotherapeut, 52,* 166–179.

Insel, T.R. & Young, L.J. (2001). The neurobiology of attachment. *Nature Reviews Neuroscience, 2,* 129–136.

Jaffe, J., Beebe, B., Feldstein, S., Crown, C.L. & Jasnow, M. (2001). Rhythms of dialogue in infancy. *Monographs of the Society for Research in Child Development*, Series 264, 66(2), 1–132.

Kanninen, K., Salo, J. & Punamäki, R.-L. (2000). Attachment patterns and working alliance in trauma therapy for victims of political violence. *Psychotherapy Research, 10*, 435–449.

Kaplan, N. (1987). *Individual differences in six-year-olds' thoughts about separation: Predicted from attachment to mother at one year of age.* Unpublished doctoral dissertation, University of California at Berkeley.

Kirchmann, H., Fenner, A. & Strauß, B. (2007). Konvergenz des Erwachsenen-Bindungsprototypen-Ratings (EBPR) mit verschiedenen Selbstbeschreibungsinstrumenten zur Erfassung von Bindungsmerkmalen. *Psychotherapie, Psychosomatik, Medizinische Psychologie, 57,* 334–342.

Kirchmann, H. & Strauß, B. (2008). Methoden zur Erhebung von Bindungsmerkmalen. *Klinische Diagnostik und Evaluation, 1,* 293–327.

Kirchmann, H., Steyer, R., Joraschky, P., Schreiber-Willnow, K. & Strauß, B. (2012). Effects of adult inpatient group psychotherapy on attachment characteristics: An observational study comparing routine care to an untreated comparison group. *Psychotherapy Research, 22,* 95–114.

Kivlighan, D.M., Patton, M.J. & Foote, D. (1998). Moderating effect of client attachment on the counsellor experience-working alliance relationship. *Journal of Counseling Psychology, 45*, 274–278.

Klagsbrun, M. & Bowlby, J. (1976). Responses to separation from parents: A clinical test for young children. *British Journal of Projective Psychology, 21*, 7–21.

Kobak, R.R. & Cole, H.E. (1995). Attachment and meta-monitoring: Implications for adolescent autonomy and psychopathology. In D. Cicchetti & S.L. Toth (Hrsg.), *Rochester Symposium on developmental psychopathology. Vol. 5: Disorders and dysfunctions of the self.* (S. 267–297). Rochester, NY: University of Rochester Press.

Köhler, L. (1995). Bindungsforschung und Bindungstheorie aus der Sicht der Psychoanalyse. In G. Spangler & P. Zimmermann (Hrsg.), *Die Bindungstheorie* (S. 67–85). Stuttgart: Klett-Cotta.

Köhler, L. (2002). Erwartungen an eine klinische Bindungsforschung aus der Sicht der Psychoanalyse. In B. Strauß, A. Buchheim & H. Kächele (Hrsg.), *Klinische Bindungsforschung. Theorien – Methoden – Ergebnisse* (S. 3–6). Stuttgart: Schattauer.

Korfmacher, J., Adam, E., Ogawa, J. & Egeland, B. (1997). Adult attachment: Implications for the therapeutic process in a home visitation intervention. *Applied Developmental Science, 1*, 43–52.

Kumsta, R., & Heinrichs, M. (2013). Oxytocin, stress and social behavior. *Current Opinion in Neurobiology, 23,* 11–16.

Lawson, D.M., Barnes, A.D., Madkins, J.P. & Francois-Lamonte, B.M. (2006). Changes in male partner abuser attachment styles in group treatment. *Psychotherapy: Theory, Research, Practice, Training, 43,* 232–237.

Leiper, R. & Casares, P. (2000). An investigation of the attachment organization of clinical psychologists and its relationship to clinical practice. *British Journal of Medical Psychology, 73,* 449–464.

Levy, K.N., Meehan, K.B., Clarkin, J.F., Kernberg, O.F., Kelly, K.M., Reynoso, J.S. & Weber, M. (2006). Change in attachment patterns and reflective function in a randomized control trial of Transference-Focused Psychotherapy for Borderline Personality Disorder. *Journal of Consulting and Clinical Psychology, 74,* 1027–1040.

Levy, K.L., Allison W.D., Scott, L.N. & Berneker, S.L. (2011). Attachment style. *Journal of Clinical Psychology, 67*, 193–213.

Lewis, M., Feiring, C. & Rosenthal, S. (2000). Attachment over time. *Child Development, 71*, 707–720.

Ligiero, D.P. & Gelso, C.J. (2002). Countertransference, attachment, and the working alliance: The therapist's contribution. *Psychotherapy: Theory, Research, Practice, Training, 39*, 3–11.

Liotti, G. (2002). Patterns of attachment and the assessment of interpersonal schemata. In R.L. Leahy & D.E. Dow (Hrsg.), *Clinical advances in cognitive psychotherapy* (S. 377–388). New York: Springer.

Main, M. (1990). Cross-cultural studies of attachment organisation. *Human Development, 33*, 48–61.

Main, M. (1995). Recent studies in attachment: Overview with selected implications for clinical work. In S. Goldberg, R. Muir & J. Kerr (Hrsg.), *Attachment Theory: Social, developmental and clinical perspectives* (S. 407–474). London: Hillsdale.

Main, M. (2001). Aktuelle Studien zur Bindung. In G. Gloger-Tippelt (Hrsg.), *Bindung im Erwachsenenalter. Ein Handbuch für Forschung und Praxis* (S. 1–51). Bern: Huber.

Main, M. (2002). Organisierte Bindungskategorien von Säugling, Kind und Erwachsenem. In K.H. Brisch, K. Grossmann, L. Köhler & K.E. Grossmann (Hrsg.), *Bindung und seelische Entwicklungswege. Grundlagen, Prävention und klinische Praxis* (S. 165–218). Stuttgart: Klett-Cotta.

Main, M. & Cassidy, J. (1988). Categories of response with the parent at age six: Predicted from infant attachment classifications and stable over a one-month period. *Developmental Psychology, 24,* 415–426.

Main, M., Cassidy, J. & Kaplan, N. (1985). Security in infancy, childhood, and adulthood: A move to the level of representation. *Monographs of the Society for Research in Child Development, 50*(1–2), 66–104.

Main, M. & Hesse, E. (1990). Parents' unresolved traumatic experiences are related to infant disorganized attachment status: Is frightened and/or frightening parental behavior the linking mechanism? In M.T. Greenberg, D. Cicchetti & E.M. Cummings (Hrsg.), *Attachment in the preschool years* (S. 161–184). Chicago: University of Chicago Press.

Main, M. & Solomon, J. (1986). Discovery of a new, insecure-organized/disoriented attachment pattern. In T.B. Brazelton & M. Yogman (Hrsg.), *Affective development in infancy* (S. 95–124). Norwood, NJ: Ablex.

Malan, D.F. (1979). *Psychotherapy and the science of psychodynamics. London:* Butterworth.

Mallinckrodt, B.A. (2000). Attachment, social competencies, social support, and interpersonal process in psychotherapy. *Psychotherapy Research, 10,* 239–266.

Mallinckrodt, B.A. & Chen, E.C. (2004). Attachment and interpersonal impact perceptions of group members. *Psychotherapy Research, 14*, 210–230.

Mallinckrodt, B.A., Gantt, D.L. & Coble, H.M. (1995). Attachment patterns in the psychotherapy relationship. *Journal of Counseling Psychology, 42*, 307–317.

Mallinckrodt, B.A., Porter, M.J. & Kivlighan, D.M. (2005). Client attachment to therapist, depth of in-session exploration, and object relations in brief psychotherapy. *Psychotherapy: Theory, Research, Practice, Training, 42,* 85–100.

Marmarosh, C.L., Markin, R.D. Spiegel, E.B. (2013). *Attachment in group psychotherapy.* Washington: APA.

Martin, A., Berger, U., Buchheim, A. & Strauß, B. (2007). Effects of different attachment organisations on potential countertransference reactions. *Psychotherapy Research, 17,* 46–58.

Maunder, R.G. & Hunter, J.J. (2001). Attachment and psychosomatic medicine: Developmental contribution to stress and disease. *Psychosomatic Medicine, 63,* 556–567.

McBride, C., Atkinson, L. & Quilty, L.C. (2006). Attachment as moderator of treatment outcome in Major Depression: A randomized control trial of Interpersonal Psychotherapy versus Cognitive Behavior Therapy. *Journal of Consulting and Clinical Psychology, 74,* 1041–1054.

Meredith, P.J., Strong, J. & Feeney, J. (2007). Adult attachment variables predict depression before and after treatment for chronic pain. *European Journal of Pain, 11,* 164–170.

Meyer, B., Pilkonis, P.A. & Proietti, J.M. (2001). Attachment styles and personality disorders as predictors of symptom course. *Journal of Personality Disorders, 15*(5), 371–389.

Mikulincer, M. & Shaver, P.R. (2007). Attachment, group-related processes and psychotherapy. *International Journal of Group Psychotherapy, 57,* 233–245.

Modell, A.H. (1984). *Psychoanalysis in a new context.* New York: International Universities Press.

Mosheim, R., Zachhuber, U., Scharf, L. et al. (2000). Bindung und Psychotherapie. *Psychotherapeut, 45*, 223–229.

Murphy, L. (1997). Fathers. *Zero to Three, 18*, 9.

NICHD Early Child Care Research Network (1997). The effects of infant child care on infant-mother attachment security: Results of the NICHD study of early child care. *Child Development, 68,* 860–879.

Niepel, M., Rudolph, U., Schützwohl, A. & Meyer, W.U. (1994). Temporal characteristics of the surprise reaction induced by schema-discrepant visual and auditory events. *Cognition & Emotion, 8*(5), 433–452.

Norcross, J. (Hrsg.) (2011). *Psychotherapy relationships that work.* Washington: APA.

Nord, C., Höger, D. & Eckert, J. (2000). Bindungsmuster von Psychotherapeuten. Persönlichkeitsstörungen. *Theorie und Therapie, 4,* 76–86.

Owens, G., Crowell, J., Pan, H. & Treboux, D. (1995). The prototype hypothesis and the origins of attachment working models: Adult relationships with parents and romantic partners. *Monographs of the Society for Research in Child Development, 60,* 216–233.

Panksepp, J. (1998). *Affective neuroscience: The foundations of human and animal emotions.* Oxford: Oxford University Press.

Papoušek M. (1994). *Vom ersten Schrei zum ersten Wort. Anfänge der Sprachentwicklung in der vorsprachlichen Kommunikation.* Bern: Huber.

Papoušek, M. (2000). Einsatz von Video in der Eltern-Kind-Beratung. *Praxis der Kinderpsychologie und Kinderpsychiatrie, 49*, 611–627.

Pauen, S. & Roos, J. (2013). Wie viel Krippe braucht das Kind? *Psychologische Rundschau, 4*, 247.

Piaget, J. (1936). *The origins of intelligence in children.* New York: Norton.

Pianta, R.C., Egeland, B. & Adam, E.K. (1996). Adult attachment classification and self-reported psychiatric symptomatology as assessed by the Minnesota Multiphasic Personality Inventory-2. *Journal of Consulting and Clinical Psychology, 64,* 273–281.

Pilkonis, P.A. (1988). Personality prototypes among depressives. *Journal of Personality Disorders, 2,* 144–152.

Reis, S. & Grenyer, B.F.S. (2004). Fearful attachment, working alliance and treatment response for individuals with major depression. *Clinical Psychology and Psychotherapy, 11*, 414–424.

Rubino, G., Barker, C., Roth, T. & Fearson, P. (2000). Therapist empathy and depth of interpretation in response to potential alliance ruptures. *Psychotherapy Research, 10*, 408–420.

Rudolf, G. (1977). *Krankheiten im Grenzbereich von Neurose und Psychose.* Göttingen: Verlag für Medizinische Psychologie.

Runkewitz, K., Kirchmann, H. & Strauß, B. (2006). Anxiety and depression in primary care patients: Predictors of symptom severity and developmental correlates. *Journal of Psychosomatic Research, 60,* 445–453.

Rutter, M. & ERAS-Team (1998). Developmental catch-up and deficit following adoption after severe global early privation. *Journal of Child Psychology and Psychiatry, 39*, 465–447.

Rutter, M. & O'Connor, T.G. (1999). Implications of attachment theory for child care policies. In J. Cassidy & P.R. Shaver (Hrsg.), *Handbook of attachment* (S. 823–838). New York: Guilford.

Sachse, J. & Strauß, B. (2002). Bindungscharakteristika und Behandlungserfolg nach stationärer psychodynamischer Gruppentherapie. *Psychotherapie, Psychosomatik, Medizinische Psychologie, 52,* 134–140.

Safford, S.M., Alloy, L.B., Crossfield, A.G., Morocco, A.M. & Wang, J.C. (2004). The relationship of cognitive style and attachment style to depression and anxiety in young adults. *Journal of Cognitive Psychotherapy, 18*, 25–41.

Sauer, E.M., Lopez, F.G. & Gormley, B. (2003). Respective contributions of therapist and client adult attachment orientations to the development of the early working alliance. *Psychotherapy Research, 13*, 371–382.

Schauenburg, H., Dinger, U., Nolue, T., Brenk, K., Buchheim, A. & Strack, M. (2010). The influence of attachment style of psychotherapists on their therapy outcomes. *Psychotherapy Research*, 20, 193–202.

Schauenburg, H. & Strauß, B. (2002). Bindung und Psychotherapie. In B. Strauß, A. Buchheim & H. Kächele (Hrsg.), *Klinische Bindungsforschung* (S. 281–292). Stuttgart: Schattauer.

Scheuerer-Englisch, H. (1989). *Das Bild der Vertauensbeziehung bei zehnjährigen Kindern und ihren Eltern: Bindungsbeziehungen in längsschnittlicher und aktueller Sicht.* Dissertation. Universität Regensburg.

Schier, F., Schwark, B. & Strauß, B. (2002). Kinderchirurgie. In B. Hontschik (Hrsg.), *Psychosomatisches Kompendium der Chirurgie* (S. 201–216). München, Hans Marseille.

Schildbach, B., Loher, I. & Riedinger, N. (1995). Die Bedeutung emotionaler Unterstützung bei der Bewältigung von intellektuellen Anforderungen. In G. Spangler & P. Zimmermann (Hrsg.), *Die Bindungstheorie. Grundlagen, Forschung und Anwendung* (S. 249–264). Stuttgart: Klett-Cotta.

Schmidt, S. & Strauß, B. (1996). Die Bindungstheorie und ihre Relevanz für die Psychotherapie I. Grundlagen und Methoden der Bindungsforschung. *Psychotherapeut, 41,* 139–150.

Schore, A.N. (2002). The neurobiology of attachment and early personality organization. *Journal of Prenatal & Perinatal Psychology & Health, 16*, 249–263.

Schwark, B., Schmidt, S. & Strauß, B. (2000). Eine Pilotstudie zum Zusammenhang von Bindungsmustern und Problemwahrnehmung bei neun- bis elfjährigen Kindern mit Verhaltensauffälligkeiten. *Praxis der Kinderpsychologie und Kinderpsychiatrie, 49*(5), 340–359.

Shaver, P.R., Belsky, J. & Brennan, K.A. (2000). The adult attachment interview and self-reports of romantic attachment: Associations across domains and methods. *Personal Relationships, 7,* 25–43.

Shulman, S. & Seiffge-Krenke, I. (1997). *Fathers and adolescents.* New York: Routledge.

Siegel, D.J. (1999). *The developing mind.* New York: Guilford.

Simpson, J.A., Rholes, W.S., Orina, M.M. & Grich, J. (2002). Working models of attachment, support giving, and support seeking in a stressful situation. *Personality and Social Psychology Bulletin, 28,* 598–608.

Slade, A. (1999). Attachment theory and research. In J. Cassidy & P.R. Shaver (Hrsg.), *Handbook of attachment* (S. 575–594). New York: Guilford.

Spangler, G. & Grossmann, K.E. (1993). Biobehavioral organization in securely attached infants. *Child Development, 64,* 1439–1450.

SPIEGEL (2008). *Wie viel Mutter braucht das Kind?* Ausgabe 9, 25.2.2008.

Spitz, R.A. (1945). Hospitalism. *Psychoanalytic Study of the Child, 1,* 53–74.

Sroufe, L.A. (2000). Early relationships and the development of children. *Infant Mental Health Journal, 21*(1–2), 67–74.

Sroufe, L.A., Egeland, B., Carlson, E. & Collins, W.A. (2005). *The development of the person: The Minnesota study of risk and adaption from birth to adulthood.* New York: Guilford.

Sroufe, L.A. & Fleeson, J. (1986). Attachment and the construction of relationships. In W. Hartup & Z. Rubin (Hrsg.), *Relationships and development* (S. 51–71). Hillsdale, NJ: Erlbaum.

Statistisches Bundesamt (2007). *Statistik der Kinder- und Jugendhilfe. Kinder und tätige Personen in Tageseinrichtungen und in Kindertagespflege 2006.* Wiesbaden.

Steele, H. (2005). Editorial: Romance, marriage, adolescent motherhood, leaving for college, plus shyness and attachment in the preschool years. *Attachment & Human Development, 7*(2), 103–104.

Steele, H., Steele, M. & Fonagy, P. (1996). Associations among attachment classifications of mothers, fathers, and their infants. *Child Development, 67,* 541–555.

Stein, H., Dawn Kontz, A.D., Fonagy, P., Allen, J.G., Fultz, J., Brethour, J.R., Allen, D. & Evans, R.B. (2002). Adult attachment: What are the underlying dimensions? *Psychology and Psychotherapy, 75,* 77–91.

Strage, A. & Main, M. (1985). *Attachment and parent-child discourse patterns.* Paper presented at the biannual meeting of the Society for Research in Child Development. Toronto, Ontario, Canada.

Strathearn, L., Li, J., Fonagy, P. & Montague, P.R. (2009). What's in a smile? Maternal brain responses to infant facial cues. *Pediatrics, 122,* 40–51.

Strauß, B. (2006). Bindungsforschung und therapeutische Beziehung. *Psychotherapeut, 51,* 5–14.

Strauß, B. (2008). *Bindung und Psychopathologie.* Stuttgart: Klett-Cotta.

Strauß, B. (2008a). Therapeutische Beziehung und Bindungsforschung: In M. Hermer & B. Röhrle (Hrsg.), *Handbuch der therapeutischen Beziehung in 2 Bänden* (S. 205–233). Tübingen: DGVT.

Strauß, B. & Brähler, E. (2008). Ideologie oder Entwicklungspsychologie? Psychoanalytische Positionen zum Krippenausbau in Deutschland. *Psychotherapie, Psychosomatik, Medizinische Psychologie, 58*, 39–40.

Strauß, B. & Buchheim, A. (2002). Bindung und Trennung. Zum Verhältnis von Bindungstheorie und Psychoanalyse. *Psychotherapie und Sozialwissenschaft, 4,* 138–152.

Strauß, B. & Schmidt, S. (1997). Die Bindungstheorie und ihre Relevanz für die Psychotherapie. Teil 2: Mögliche Implikationen der Bindungstheorie für die Psychotherapie und Psychosomatik. *Psychotherapeut, 42,* 1–16.

Strauß, B. & Schwark, B. (2007). Die Bindungstheorie und ihre Relevanz für die Psychotherapie – 10 years later. *Psychotherapeut, 52,* 405–425.

Strauß, B. & Schauenburg, H. (2015; i. Vorb.). *Handbuch der Klinischen Bindungsforschung.* Stuttgart, Kohlhammer.

Strauß, B., Buchheim, A. & Kächele, H. (2002). *Klinische Bindungsforschung.* Stuttgart: Schattauer.

Strauß, B., Kirchmann, H., Eckert, J., Lobo-Drost, A., Marquet, A., Papenhausen, R., Mosheim, R., Biebl, W., Liebler, A., Seidler, K.-P., Schreiber-Willnow, K., Mattke, D., Mestel, R., Daudert, E., Nickel, R., Schauenburg, H. & Höger, D. (2006). Attachment characteristics and treatment outcome following inpatient psychotherapy: Results of a multisite study. *Psychotherapy Research, 16,* 579–594.

Strauß, B., Kirchmann, H., Schwark, B. & Thomas, A. (2011). *Bindung, Sexualität und Persönlichkeitsentwicklung.* Stuttgart: Kohlhammer.

Strauß, B., Lobo-Drost, A. & Pilkonis, P. (1999). Einschätzung von Bindungsstilen bei Erwachsenen. Erste Erfahrungen mit der deutschen Version einer Prototypenbeurteilung. *Zeitschrift für Klinische Psychologie, Psychiatrie und Psychotherapie, 47,* 347–364.

Stuart, S., Pilkonis, P., Heape, C., Smith, K. & Fisher, B. (1990). *The patient-therapist match in psychotherapy: Effects of security of attachment and personality style.* Unpublished manuscript. University of Pittsburgh.

Tasca, G.A. (2004). Attachment predicts treatment completion in an eating disorders partial hospital program among women with anorexia nervosa. *Journal of Personality Assessment, 83,* 201–212.

Tasca, G., Balfour, L., Ritchie, K. & Bissada, H. (2007). Change in attachment anxiety is associated with improved depression among women with binge eating disorder. *Psychotherapy: Theory, Research, Practice, Training, 44*(4), 423–433.

Travis, L.A., Binder, J.L., Bliwise, N.G. & Horne-Moyer, H.L. (2001). Changes in clients' attachment styles over the course of time-limited dynamic psychotherapy. *Psychotherapy, 38*, 149–159.

Trevarthen, C. (1990). Growth and education of the hemispheres. In C. Trevarthen (Hrsg.), *Brain circuits and functions of the mind* (S. 3–33). Cambridge: Cambridge University Press.

Troy, M. & Sroufe, L.A. (1987). Victimization among preschoolers: The role of attachment relationship history. *Journal of American Academy Child and Adolescent Psychiatry, 26*, 166–172.

Tyrell, C.A., Dozier, M., Teague, G. & Fallot, R.D. (1999). Effective treatment relationships for persons with serious psychiatric disorders. *Journal of Consulting and Clinical Psychology, 67*, 725–733.

Uvnäs-Moberg, K. & Petersson, M. (2005). Oxytozin, ein Vermittler von Antistress, Wohlbefinden, sozialer Interaktion, Wachstum und Heilung. *Zeitschrift für Psychosomatische Medizin, 51*, 57–80.

von Sydow, K. & Ullmeyer, M. (2001). Paarbeziehung und Bindung. Eine Meta-Inhaltsanalyse von 63 Studien. Publiziert zwischen 1987 und 1997. *Psychotherapie, Psychosomatik und Medizinische Psychologie, 51,* T1–T15.

van den Boom, D. (1997). Sensitivity and attachment: Next steps for developmentalists. *Child Development, 68*(4), 592–594.

van Ijzendoorn, M.H. & Bakermans-Kranenburg, M.J. (1996). Attachment representations in mothers, fathers, adolescents, and clinical groups: A meta-analytic search for normative data. *Journal of Consulting and Clinical Psychology, 64,* 8–21.

van IJzendoorn, M.H. & de Wolf, N. (1997). Sensitivity and attachment. *Child Development, 68,* 571–591.

Waldinger, R.J., Seidman, E.L., Gerber, A.J., Lien, J.H., Allen, J.P. & Hauser, S.T. (2003) Attachment and core relationship themes: Wishes for autonomy and closeness in the narratives of securely and insecurely attached adults. *Psychotherapy Research, 13*, 77–98.

Wallin, D.J. (2007). *Attachment in psychotherapy.* New York, Guilford.

Wampler, K., Riggs, B. & Kimball, T.G. (2004). Observing attachment behavior in couples: The Adult Attachment Behavior Q-Set (AABQ). *Family Process, 43,* 315–335.

Warren, S.L., Huston, L., Egeland, B. & Sroufe, L.A. (1997). Child and adolescent anxiety disorders and early attachment. *Journal of the American Academy of Child and Adolescent Psychiatry, 36,* 637–644.

Waters, E., Merrick, S., Treboux, D., Crowell, J. & Albersheim, L. (2000). Attachment security in infancy and early adulthood: A twenty-year longitudinal study. *Child Development, 71,* 684–689.

Wei, M., Vogel, D.L., Ku, T.-Y. & Zakalik, R.A. (2005). Adult attachment, affect regulation, negative mood, and interpersonal problems: The mediating roles of emotional reactivity and emotional cutoff. *Journal of Counseling Psychology, 52*, 14–24.

West, M. & George, C. (2002). Attachment and dysthymia: The contributions of preoccupied attachment and agency of self to depression in women. *Attachment and Human Development, 3*, 278–293.

Wiegand, G. (2001). Psychoanalyse und Bindungstheorie. Untersuchung unhinterfragter Prämissen. *Psychotherapie und Sozialwissenschaften, Zeitschrift für Qualitative Forschung, 3,* 95–112.

Woodhouse, S.S., Schlosser, R.E., Crook, D.P., Ligiero, D.P. & Gelso, C.J. (2003). Client attachment to therapist: Relations to transference and client recollections of parental care giving. *Journal of Counseling Psychology, 50,* 395–408.

Ziegenhain, U. (2009). Bindungsstörungen. In S. Schneider & J. Marggraf (Hrsg.), *Lehrbuch der Verhaltenstherapie.* Bd. 3 (S. 313–330). Heidelberg: Springer.

Zimmermann, P. & Becker-Stoll, F. (2001). Bindungsrepräsentation im Jugendalter. In G. Gloger-Tippelt (Hrsg.), *Bindung im Erwachsenenalter* (S. 251–274). Berlin: Huber.

Zimmermann, P. (2001). (Reaktive) Bindungsstörung im Kindesalter. In G.W. Lauth, U. Brack & F. Linderkamp (Hrsg.), *Praxishandbuch: Verhaltenstherapie bei Kindern und Jugendlichen* (S. 113–121). Weinheim: Psychologie Verlags Union.

Zimmermann, P. (2002). Bindungsentwicklung von der frühen Kindheit bis zum Jugendalter und ihre Bedeutung für den Aufbau mit Freundschaftsbeziehungen. In G. Spangler & P. Zimmermann (Hrsg.), *Die Bindungstheorie. Grundlagen, Forschung und Anwendung* (S. 203–231). Stuttgart: Klett-Cotta.